心と体をリセットする

森林浴&ウォーキング

ヒーリングペーパー（マイナスイオン自発型印刷用紙）を使用

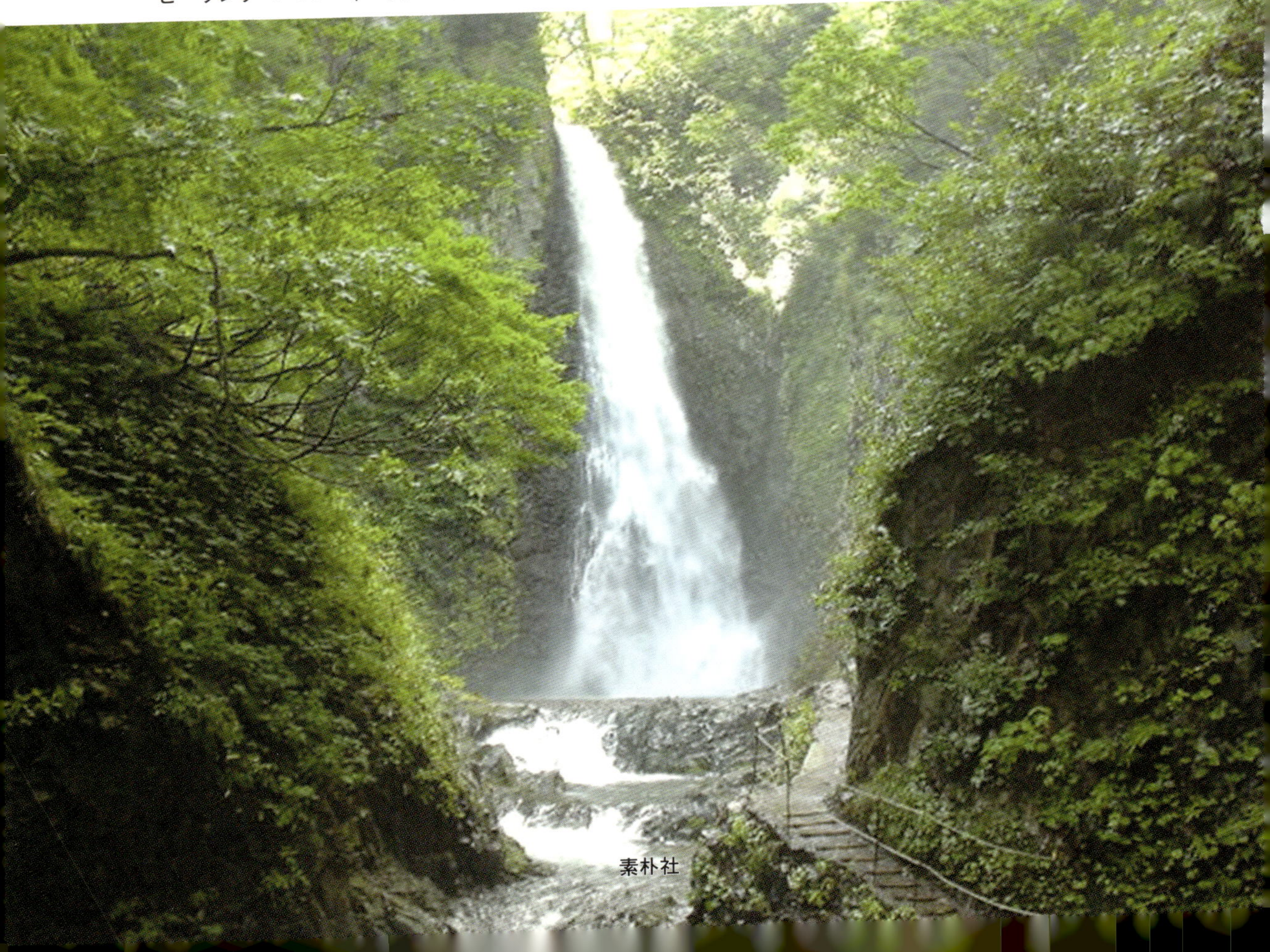

素朴社

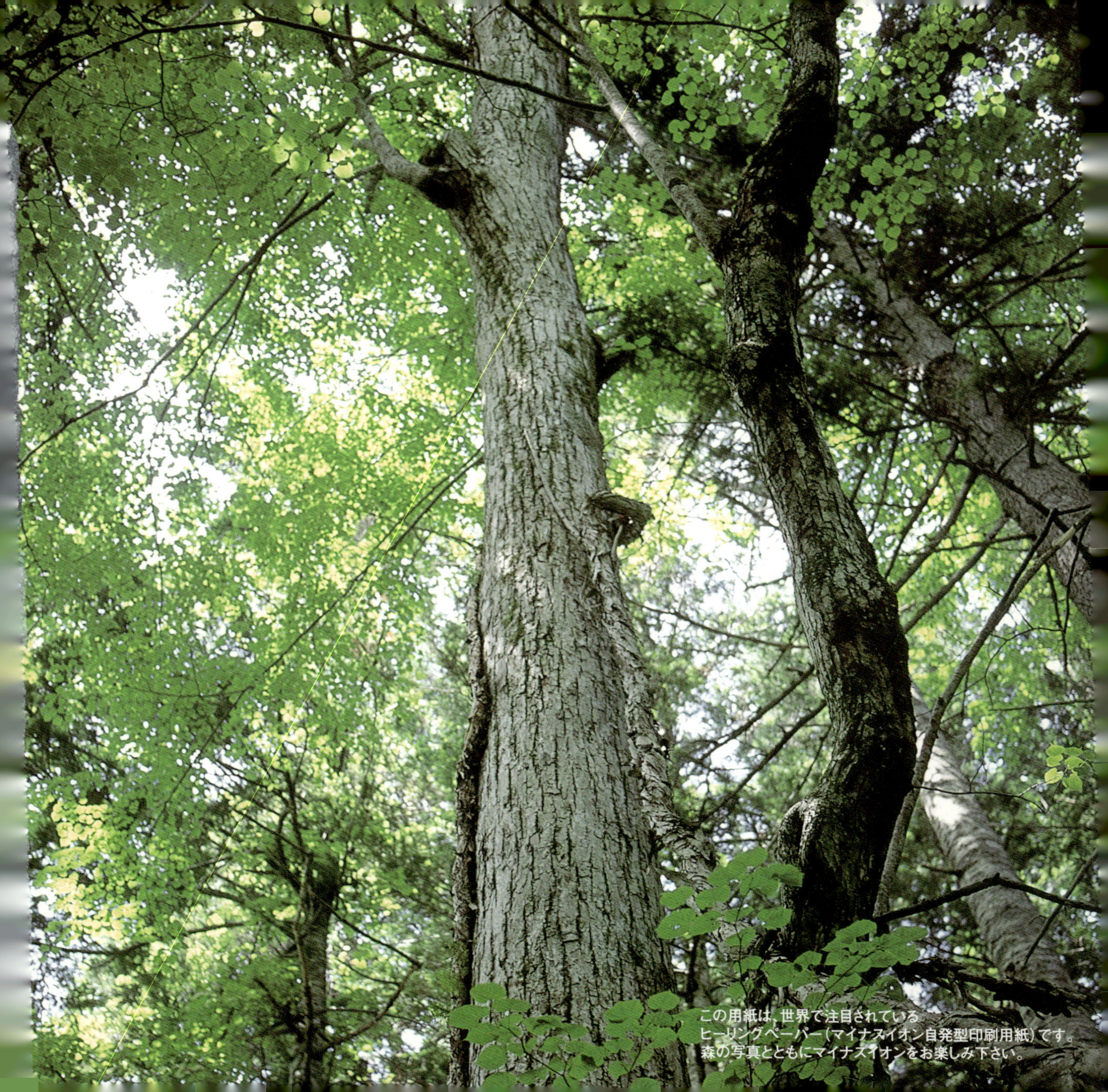

この用紙は、世界で注目されている
ヒーリングペーパー（マイナスイオン自発型印刷用紙）です。
森の写真とともにマイナスイオンをお楽しみ下さい。

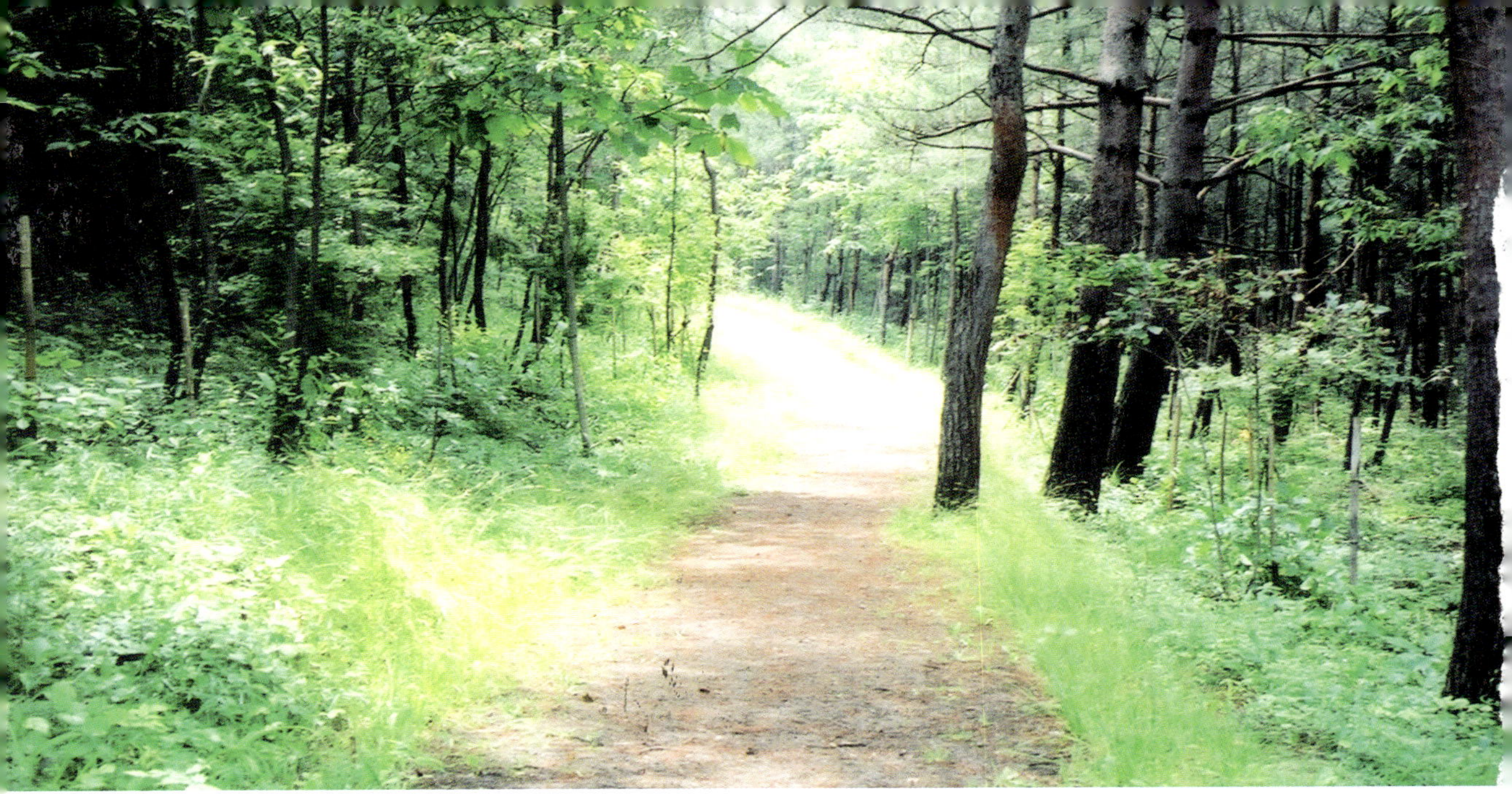

はじめに

健康を維持する上で歩くことがどんなに大切か、今さら言うまでもないかもしれません。

でも、私たちは何かというとすぐ車などの乗りものに頼る生活をしており、歩く時間や距離が短くなっているのも事実です。

長寿の時代に、いつまでも健康でいきいきと暮らすためにも、歩くことを大切にすると同時に、できるだけ木々の多いところを選んで歩かれることをおすすめします。特に森林浴はおすすめです。

日本の国土の三分の二は森林です。都市部に住んでいても、少し移動するだけで林や森があります。

最近、木々がもっている成分が私たちの心と体にいいはたらきをすることが多くの研究でわかり、森林セラピーや森林療法が注目を浴び、林野庁などもその研究や環境づくりに力を注いでおります。

木々の間からこぼれる光のシャワーを浴びながらのウォーキングは、森の中でそよぐ風を感じ、心地よい鳥や虫の泣き声を聞くことができます。

さあ、日々の喧噪から離れて森の中をゆっくりと歩いてみましょう。心と体の疲れが癒され、きっとあなたに新しい活力を与えてくれるにちがいありません。

社団法人国土緑化推進機構　専務理事　田中正則

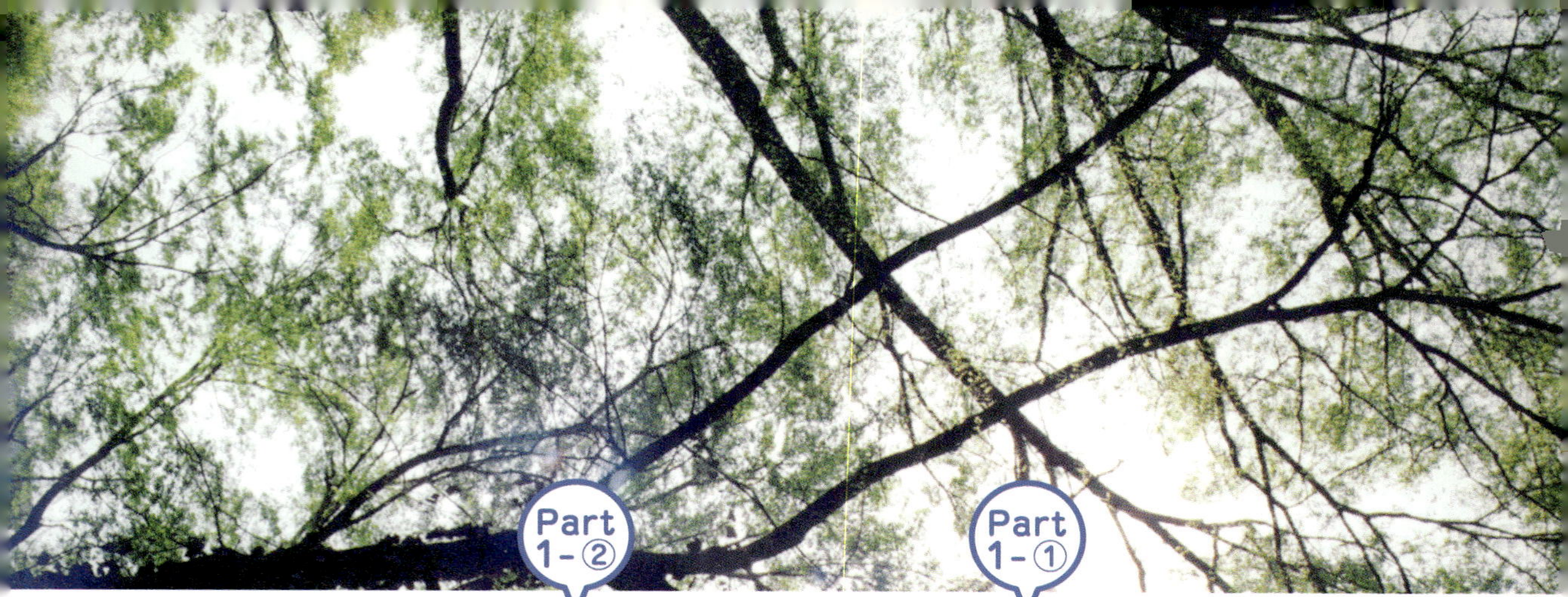

心と体をリセットする森林浴&ウォーキング

目次

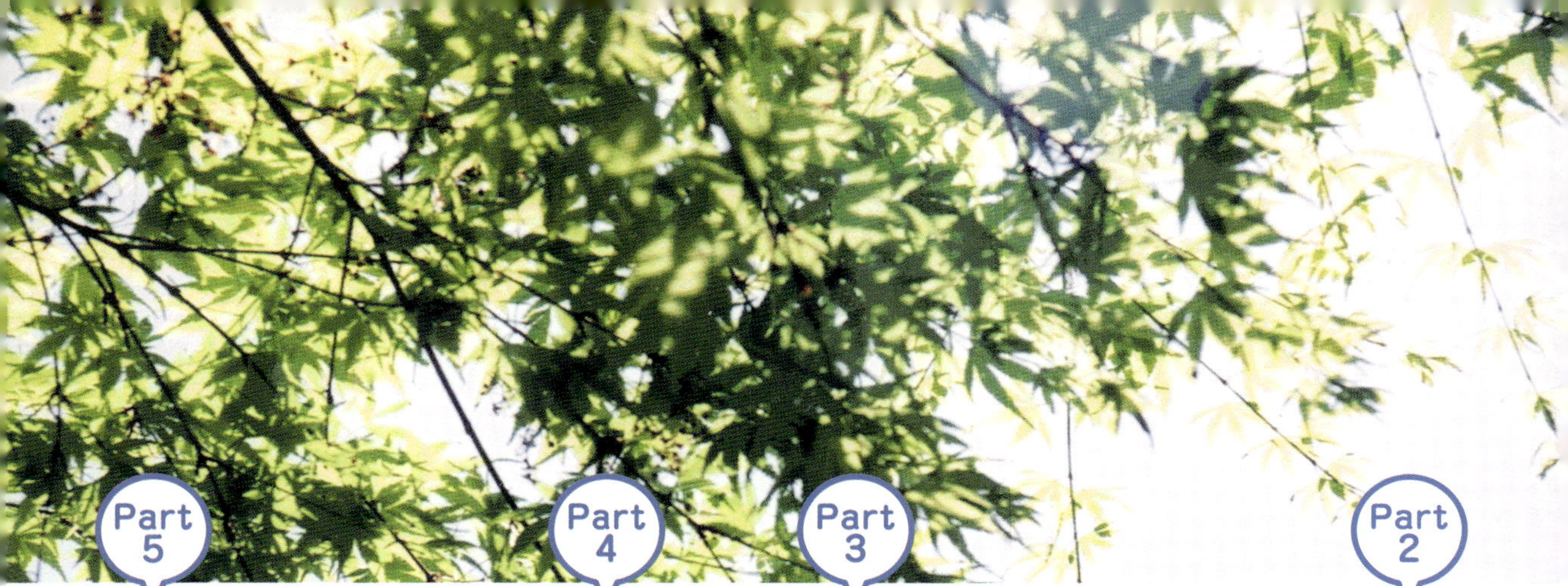

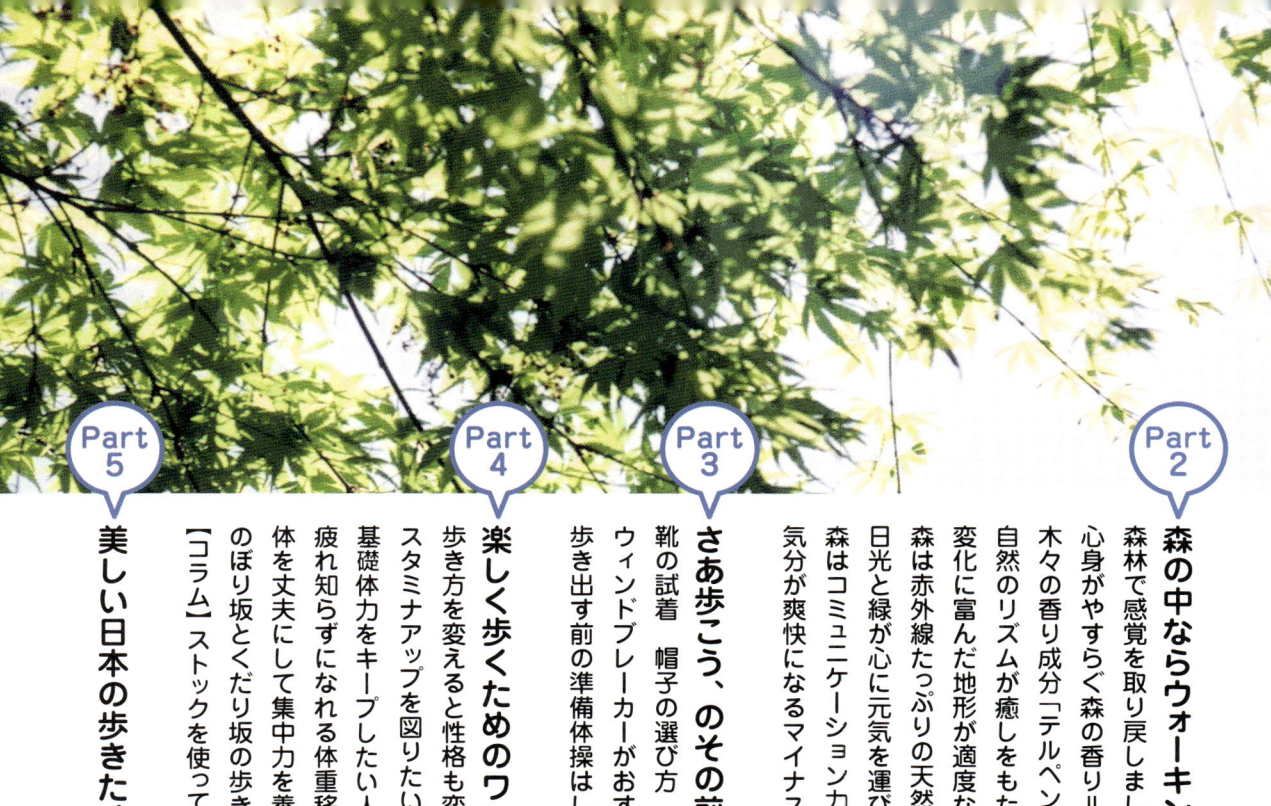

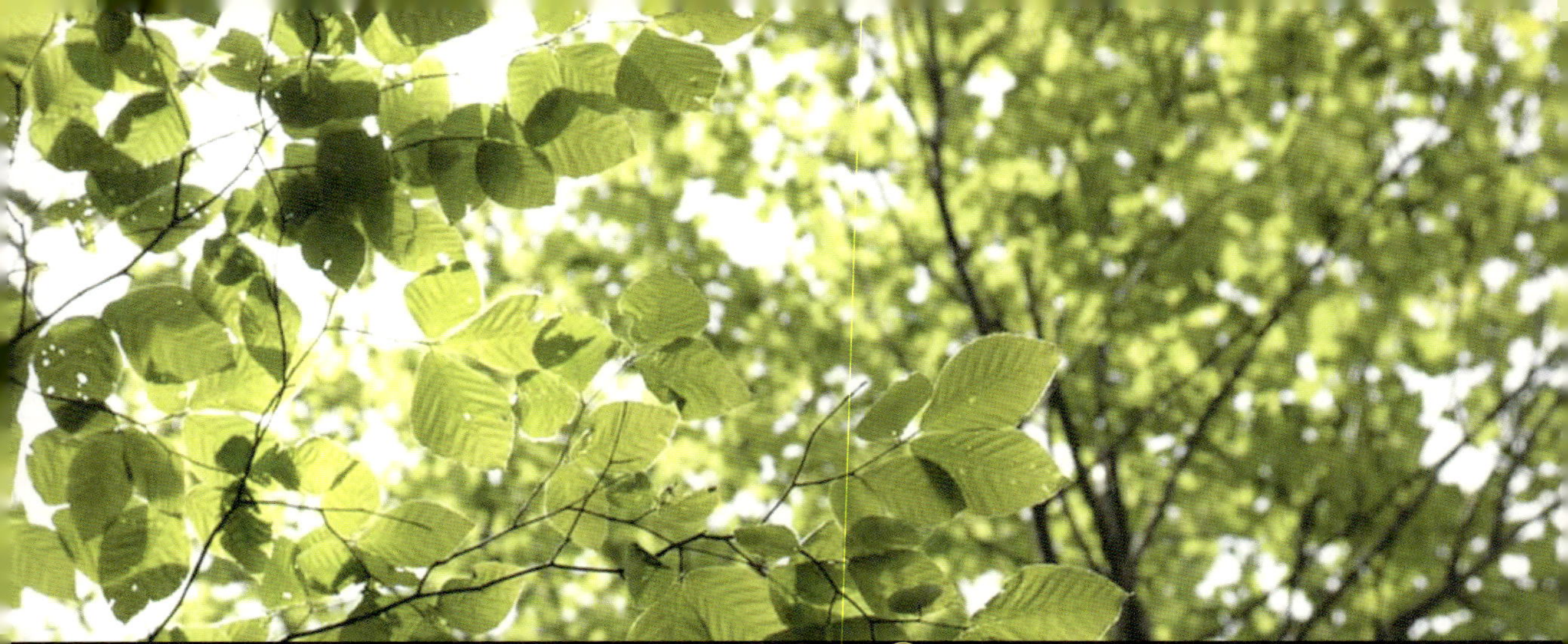

PART1-①

心と体を軽くするために まず歩いてみましょう

一日のどこかで適度に散策したり、週末、ゆっくりウォーキングすると心も体も軽くなります。歩くことで心と体の疲れがほぐれ、リフレッシュすることは、理屈ではなく、私たちの心と体が一番よく知っているといえるのではないでしょうか。

このごろ体が重いと感じる人、なかなか肩のこりがとれないと悩んでいる人、また高血圧症や糖尿病などの生活習慣病が気になる人は、まず一日の中で一定時間歩くことをおすすめします。そして、できるだけ清々しい空気が望ましいので、木々の多いところを選んで歩きましょう。

持続的なウォーキングの習慣は、私たちの健康維持にもっとも大事な心臓や肺のはたらきを強くし、血液の流れをスムースにしたり、内臓や諸器官を丈夫にしてくれます。まず、健康づくりは歩くことから始めましょう。

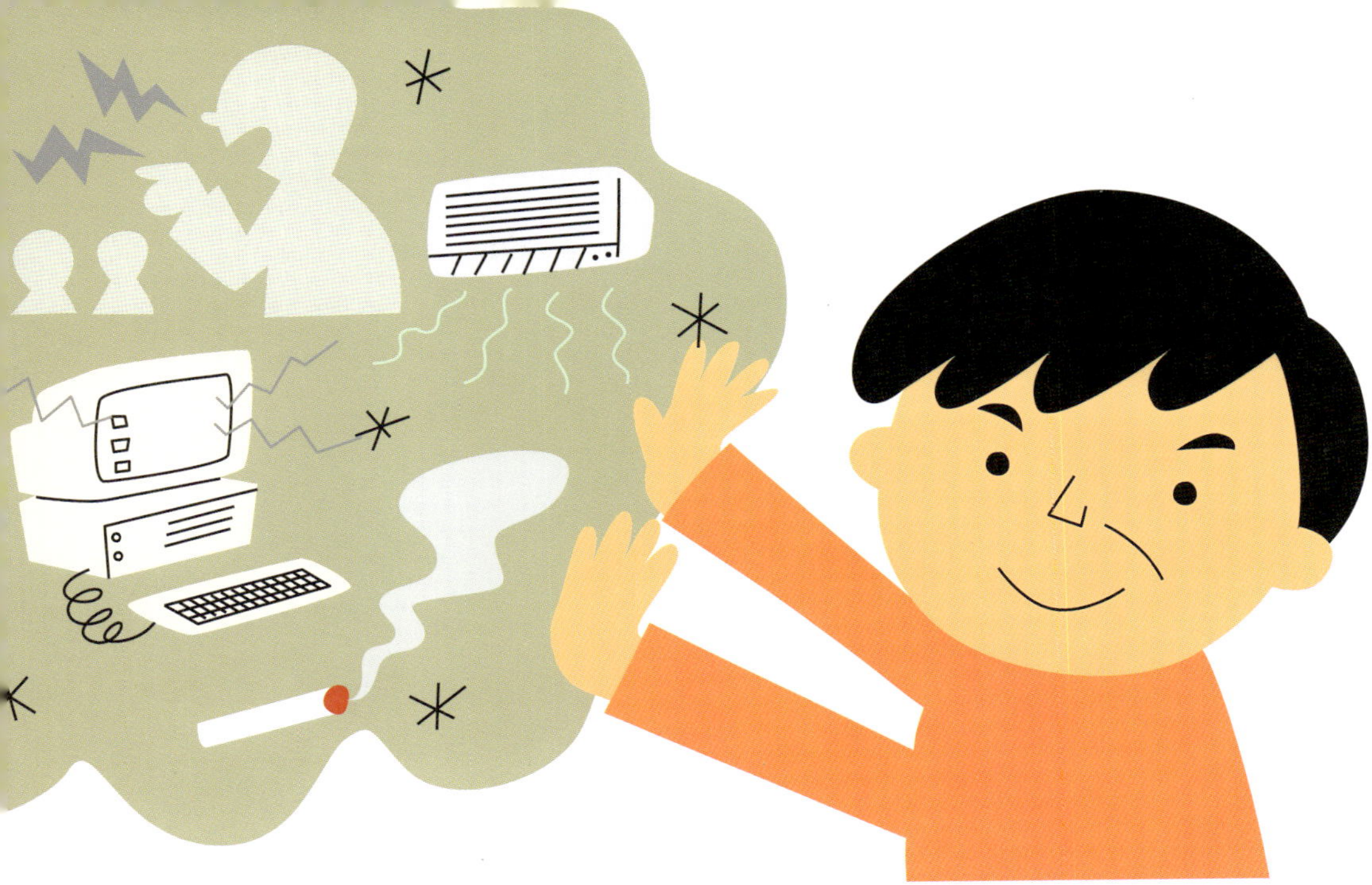

ストレスはためる前にリフレッシュを！

感じ方や受け止め方は異なっても、私たちはストレスと無縁で生きることは困難です。

　ストレスには多様な原因があり、体の内側から来るものもあれば、環境から受けるものもあります。たとえば仕事場で受けがちなものだけでも、機械的な騒音や電波、タバコの煙や化学物質を含む臭い、さらには人間関係における心理的ストレス……という具合です。もちろん、仕事関係以外にも、生活上のトラブルや人間関係など、ストレスのタネは尽きません。これらすべてを取り除くことは不可能ですが、一時的に避難し、感覚を回復させることは大切です。

　行き詰まった気分のときや体に有害な物質にさらされたとき、外を歩いて新鮮な空気を吸い、気分を変えましょう。これはもっとも身近な、心と体のリフレッシュ法といえます。

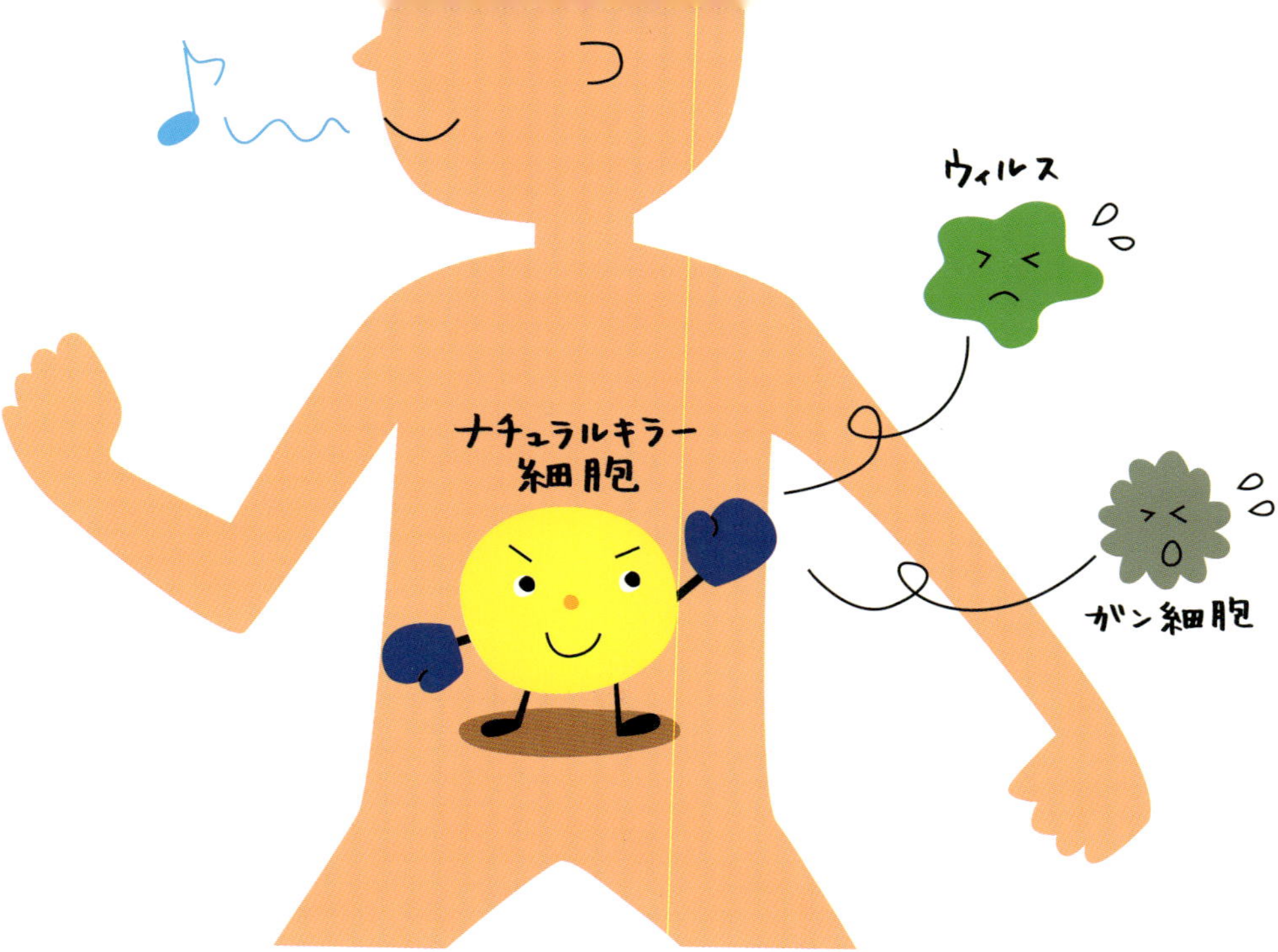

ナチュラルキラーを活性化し細胞を元気に

人間が本来持っているNK（ナチュラル・キラー）細胞は、適度な運動によって活性化されることがわかっています。体を守っているこの細胞は、リンパ球の一種で、ウィルスやガン細胞などの異物を攻撃してくれるはたらきがあります。

NK細胞のはたらきは、運動不足の状態では低下してしまいますが、ただ運動をすればよいかといえば、そうでもないのです。

NK細胞の活性化には、楽しむ気持ちが不可欠。激しすぎる運動や、義務的で楽しくない運動をするとストレスとなり、かえってはたらきが低下してしまいます。NK細胞を活性化させる「気軽に楽しく、適度な運動」には、ウォーキングがぴったりです。

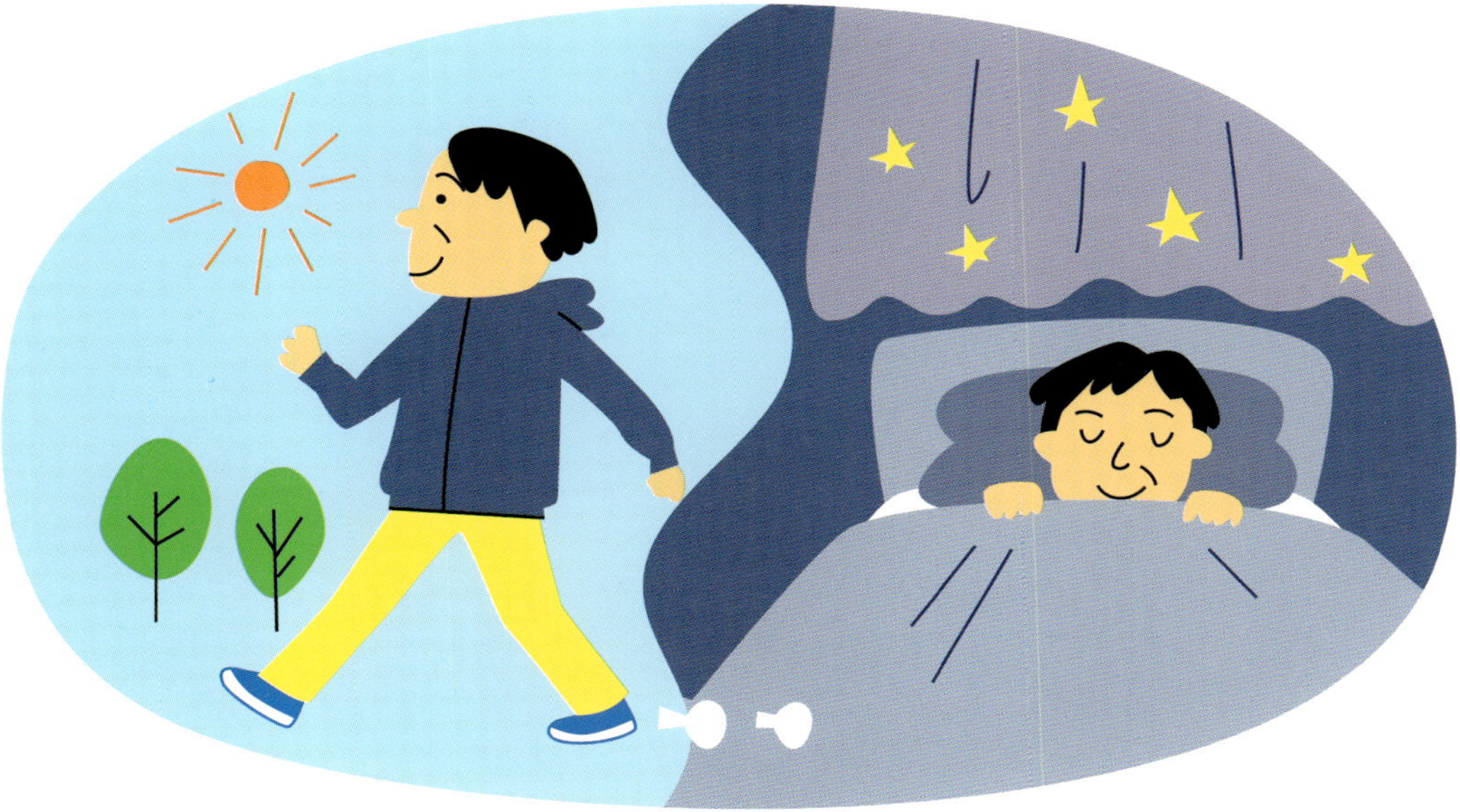

自律神経と体内リズムを整えましょう

歩くことを継続し習慣化すると、自律神経のバランスや体内リズムが整うといわれています。

人間の体は、体のはたらきを活動的にする交感神経と、休息や睡眠をつかさどる副交感神経が交互にはたらいています。この2つの神経は、まとめて「自律神経」と呼ばれます。

ウォーキングなどの運動をすると、この自律神経がバランスよくはたらくようになります。

頭ばかりを酷使する生活によって自律神経が乱れると、睡眠にも支障が出てくることがあります。寝つきが悪いときなどは、神経を高ぶらせない30分程度の軽い散歩がおすすめです。

また、朝に適度なウォーキングを行うと、交感神経がはたらいて体が目覚め、体内リズムも整えられます。

脳に血液と酸素と覚醒信号が送られます

立っていても座っていても、頭が上にある限り、血液は頭よりも足の方に集まります。

けれども、足の筋肉を伸ばしたり縮めたりする動作を繰り返すと、下半身に溜まった血液は心臓へ強く押し返されます。その結果、脳へ送られる血液供給量も増加し、脳へは血液とともに十分な酸素が送り込まれるのです。

歩いているうちに頭がすっきりして爽快な気分になってくるのは、大脳にたくさんの酸素が送り込まれることで、脳が活性化するためです。

また、脳には筋肉からの信号を受け取る、脳幹網様体という神経があります。この神経を刺激することが脳の覚醒につながることが実験でわかっており、ウォーキングのときに主役となる脚の筋肉（大腿四頭筋）は、脳幹網様体にちょうどいい刺激を送ります。

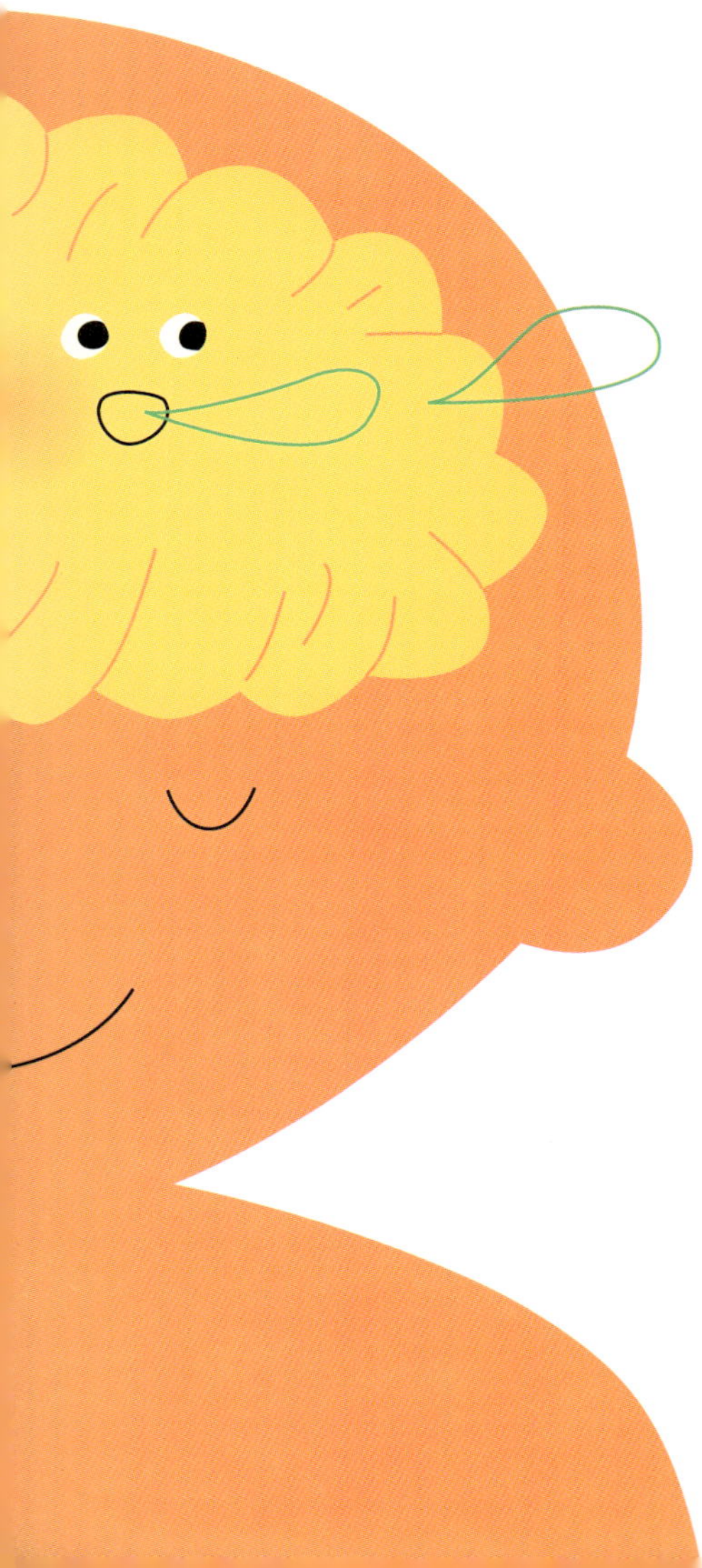

さまざまな刺激で脳の老化が予防できます

脳に送られる酸素量は加齢とともに減少します。十分な酸素が供給されなくなると、脳細胞が退化し脳や他の器官の機能が低下する原因になります。

ウォーキングをはじめとする有酸素運動を日常的に行うと、効率よく脳に酸素が供給され、脳細胞の退化を予防できることがわかっています。

また、適度な刺激を脳に送ることも重要です。毎日、なるべく異なるコースを散歩するだけでも、視覚や嗅覚が刺激され、脳が活性化します。歩き方をちょっと工夫することが、老化の防止につながるのです。

脳への刺激という点で考えると、一定のリズムや距離を決めて行うウォーキングよりも、道を変えたり速度を切り替えながら歩くことのほうがより効果的と話す学者もいます。

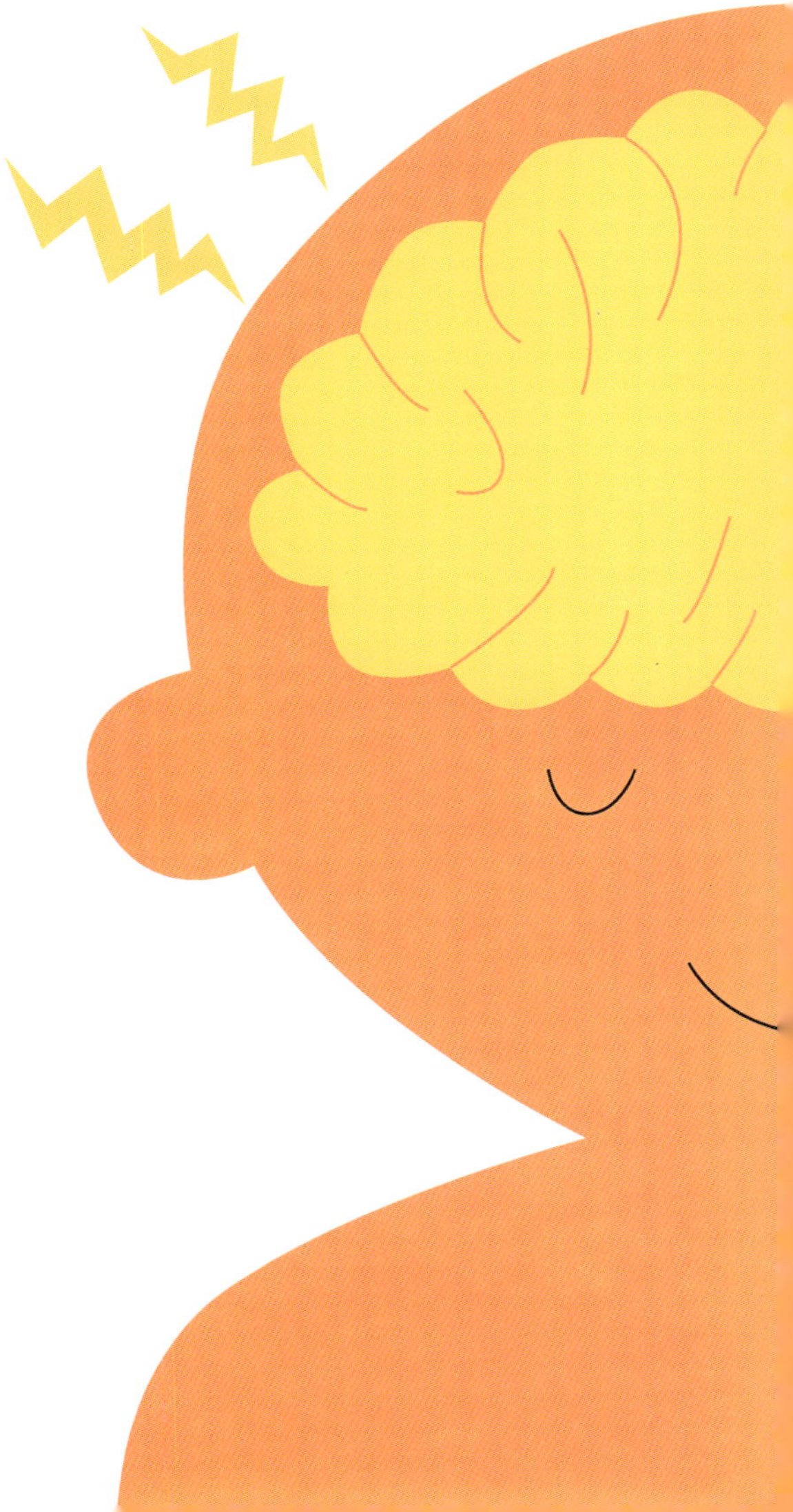

ホルモンが脳内物質の分泌を促します

私たちの健康維持に不可欠なホルモン分泌。しかし、ちょっとした心身の変化で、分泌のバランスを崩すことがあります。その最も大きな原因となるのが、精神的なストレスです。

ホルモンは、血液やリンパ液に溶け込んで全身に運ばれ、呼吸や血圧、代謝の調節を行います。そのため、ストレスを減らしてホルモン分泌を正常に保つことは、生活習慣病の予防や、生殖機能の維持にとって大切です。

ウォーキングなどの有酸素運動を30分以上続けることで得られるホルモンもあります。そのひとつがβエンドルフィン。快感ホルモンとも呼ばれるこの脳内物質は、ストレスの発散を助け、集中力を高めてくれます。また、歩くことが自律神経のバランスを保ち、いっそう脳内物質βエンドルフィンの分泌を促してくれます。

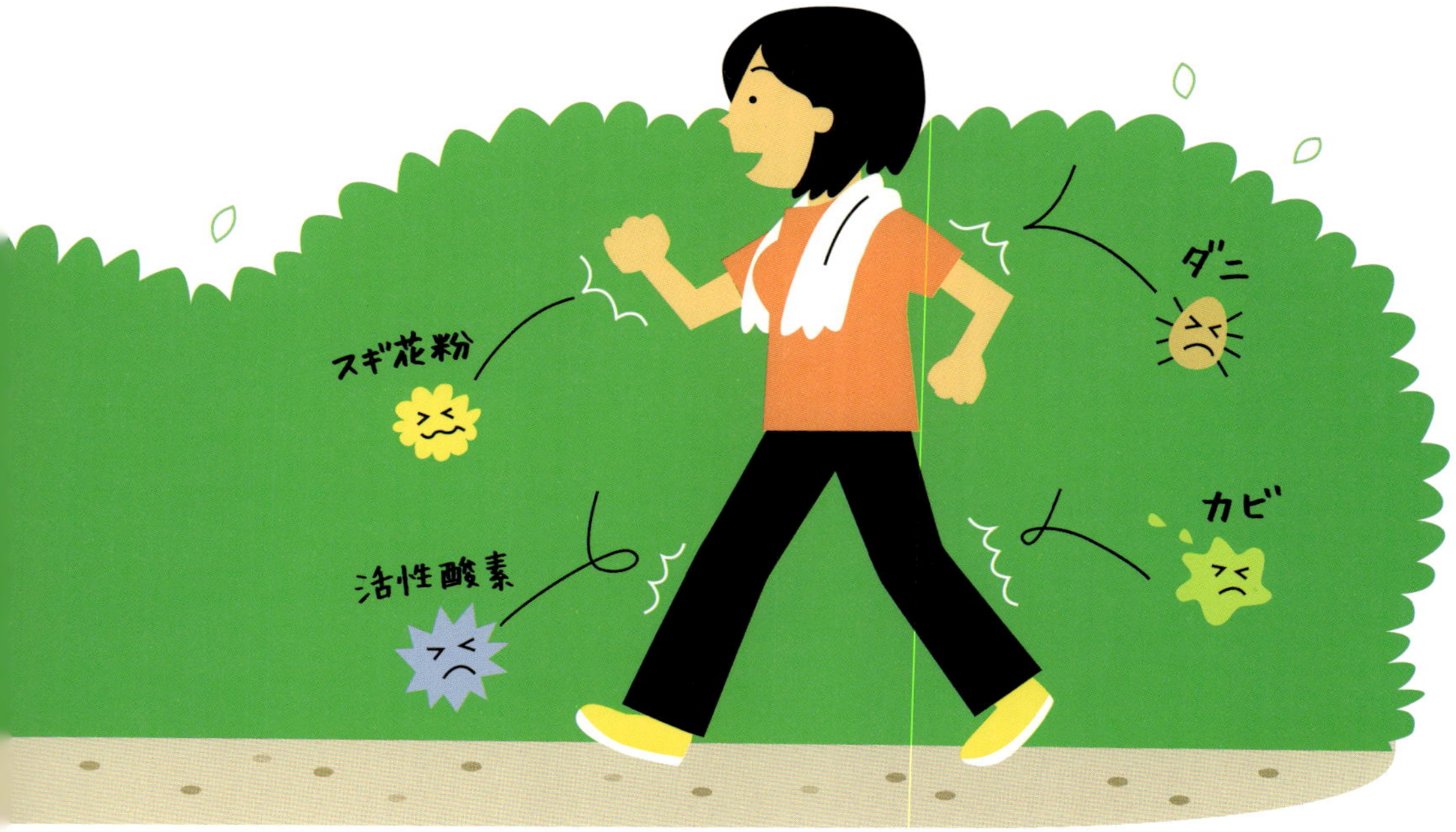

老化を防ぎ若さを保つ ウォーキング

皮脂は、体内の老廃物を排出するほか、ダニやカビ、スギ花粉などの異物が皮膚から吸収されるのを防いだり、日常の紫外線から肌を守り、細胞の老化を予防します。

皮脂の分泌は年齢とともに低下しますが、皮脂量増加にもウォーキングが最適。歩くことによって血液循環やホルモンの分泌が潤滑になり、皮脂分泌がさかんになるからです。

さらに注目したいのは、活性酸素への効果。活性酸素は、体を錆びさせたり、細胞を傷つけてさまざまな組織を老化させるといわれます。呼吸する限り、活性酸素の発生は防げませんが、なるべくつくらせないとともに、体内の抗酸化力の強化が重要です。

活性酸素はストレスによって発生しやすくなるうえ、疲労の蓄積で体内の抗酸化システムのはたらきが低下すると、ますます増加するという性質があります。しかし、ウォーキングで体内リズムを整え、血液やリンパ液の流れをよくしておくことで、抗酸化システムが強化され、活性酸素への抵抗力がつけられます。

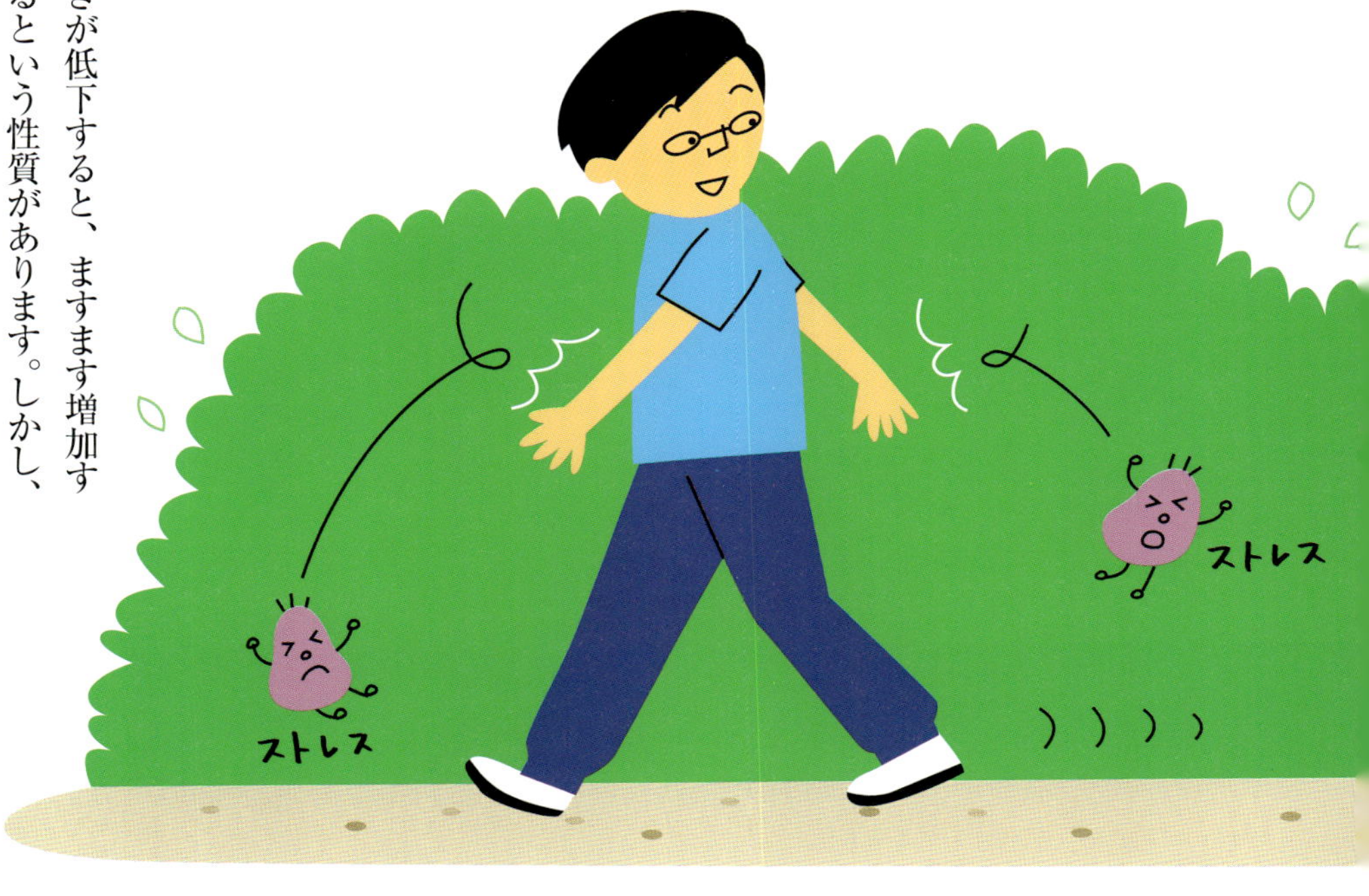

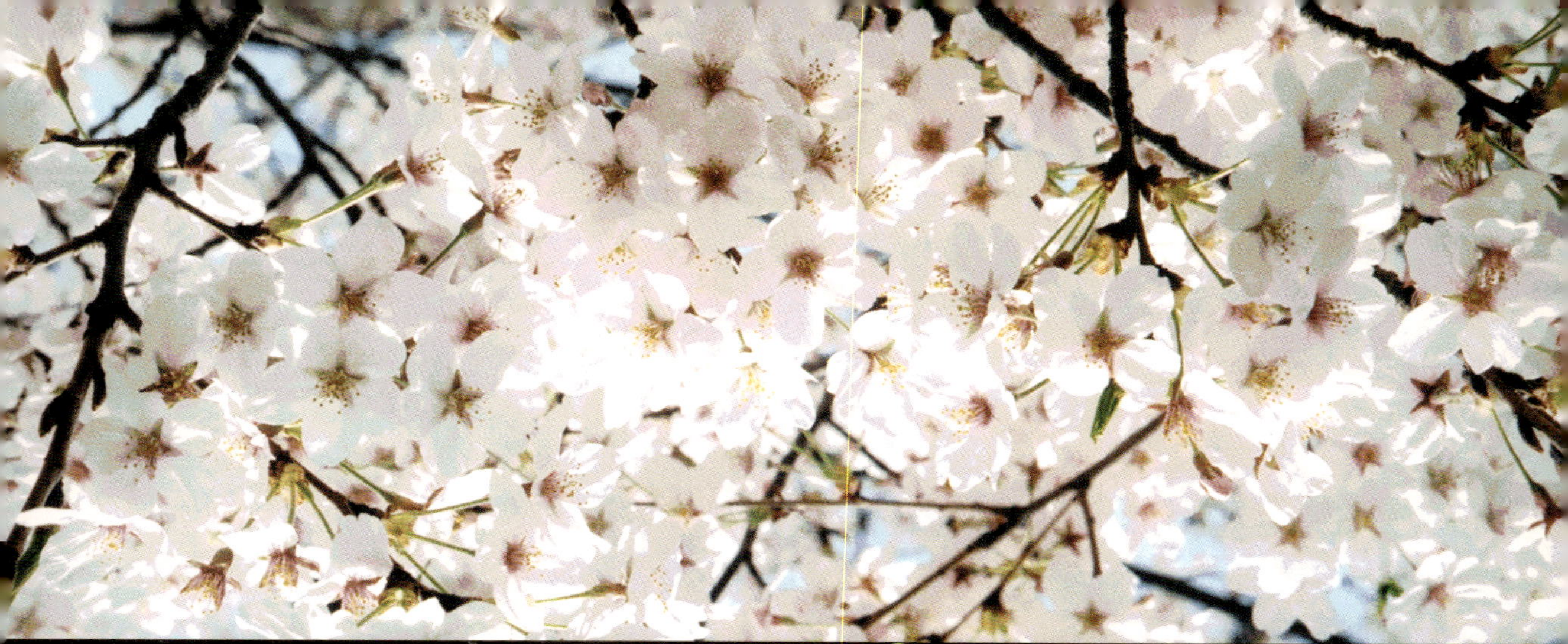

PART1-②

「歩く」ってじつは、なかなかすごい運動です

「歩くこと」が心身をリフレッシュしてくれることは、多くの人が経験的に知っていることでしょう。歩くだけでも、いろいろな健康効果があるうえに、何よりもウォーキングは、すばらしい有酸素運動であり、立派なスポーツです。筋肉が鍛えられるほか、カロリー消費を助けていらない体脂肪や血中脂肪を減らしてくれたり、血圧を整えて血行を良くし、骨や血管を強くするなど、うれしい効果がたくさんあります。

そこでまずおすすめは、楽しく歩くこと。これが体にとって何より大切なことは、もはやいうまでもありません。そこで、このパートでは、ちょっと気になる体の症状の改善と健康維持にとって、ウォーキングがどのように役立つかをご紹介します。

誰にでもでき、いちばん身近な運動である、「歩くこと」が、どんなにすばらしい健康効果をもっているか、改めて気付かれることでしょう。歩くことを思う存分楽しみながら試してみてください。

けれども、いかに心や体のリセットによいといっても、がんばりすぎにはくれぐれもご注意を。「歩かねばならない」「～を目指して」と考え過ぎず、軽快な気持ちでのウォーキングをおすすめします。

体脂肪が無理なく減らせます

体脂肪がたまる原因に、年齢とともに衰える基礎代謝があります。基礎代謝とは、生きていくうえで必要なエネルギー消費のこと。心臓などの臓器のはたらきにもエネルギーは使われますが、いちばん多く消費する組織は筋肉です。筋肉を維持してエネルギーを消費すれば、体脂肪の蓄積を防ぐことができます。

体脂肪を燃やすカギは、きちんと呼吸を保ちながら運動を長く続けること。運動を始めてから20分程度は、酸素は体内のグリコーゲンを燃やし、20分を過ぎると、グリコーゲンのかわりに脂肪を燃やします。

体内に酸素をたくさん取り入れると、この体脂肪の燃焼率が高まります。筋肉をつくると同時に効果的に脂肪を燃やすウォーキングは、体脂肪の減量にうってつけの方法です。

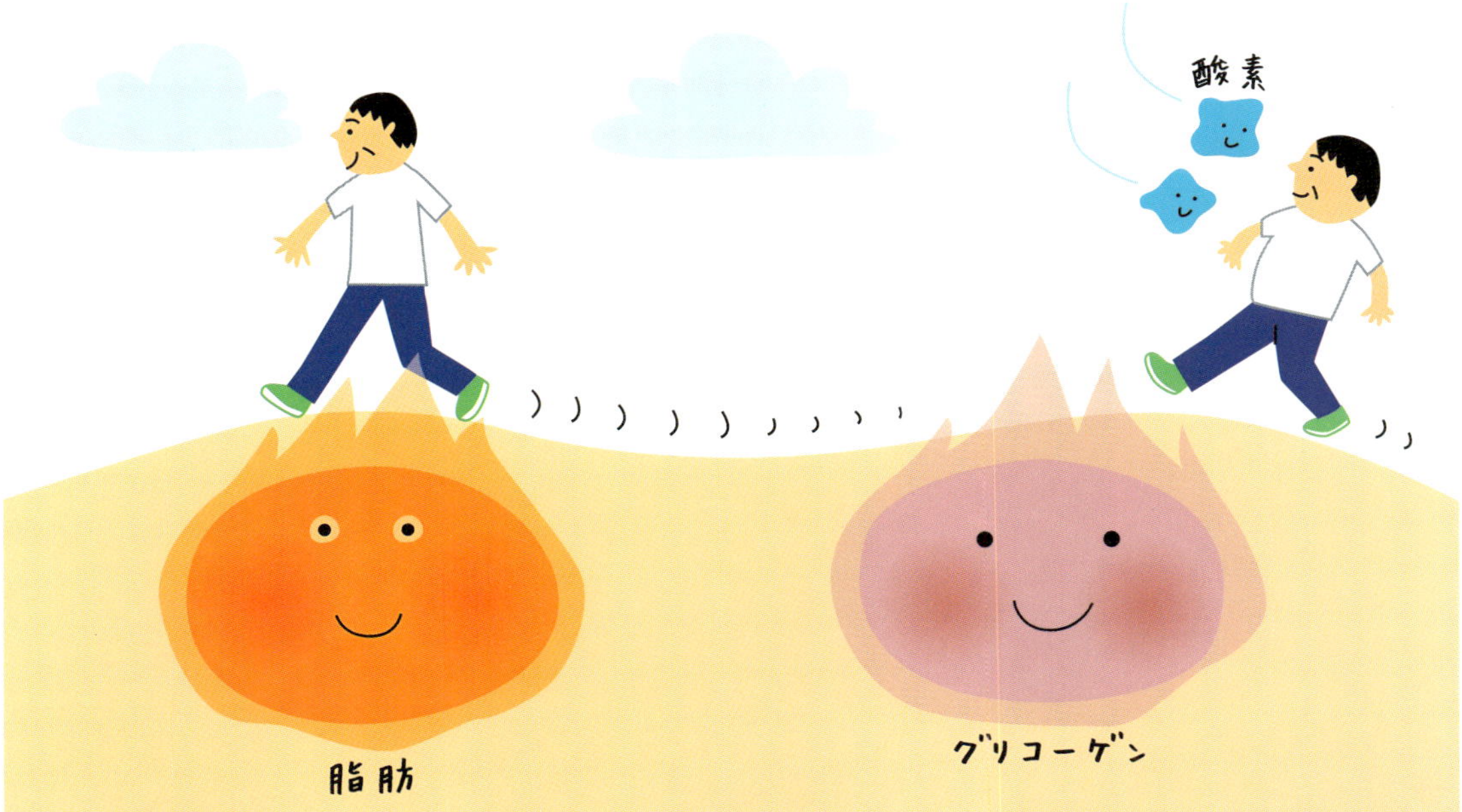

●体脂肪を減らす第一歩●

- 歩幅は大きめに、少し早足を心がける
- 息をしっかり吸い込む（P47参照）

腰痛や肩こりを和らげます

長時間同じ姿勢でいたり、イスに座りっぱなしのことが多いと、腹筋や背筋がなまり、腰痛や肩こりを引き起こしてしまいがち。全身運動のウォーキングは、腰の周りの筋肉はもちろん、背骨をサポートする腹筋や背筋も鍛えてくれるため、こうした痛みを予防できるのです。

腰痛予防には腹筋と背筋のバランスを整えると非常に効果があるといわれています。他の激しい運動に比べて腰への負担が少ないウォーキングは、とくに腰痛持ちの人におすすめです。

また、筋肉をつけると同時に、血行を良くするため、冷えからくる腰痛にも有効です。

●腰痛・肩こり予防の第一歩●

- 少しでも痛みがあるときは避ける
- 体が反るほど背筋を伸ばし過ぎない
- ストックウォーキングも有効（P56参照）

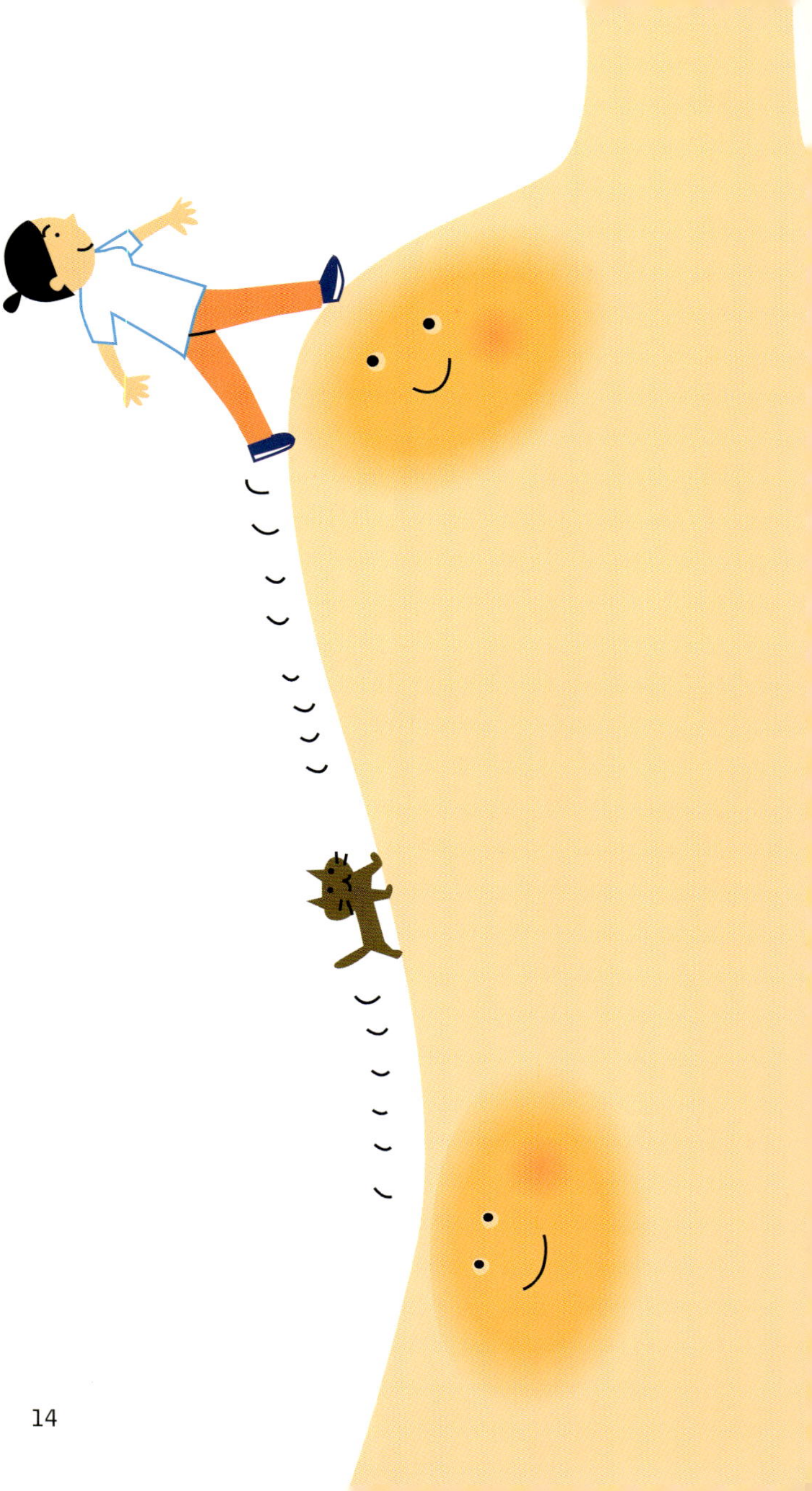

丈夫な骨を保つために

骨の量は年齢とともに減少し、密度も低くなっていきます。

骨密度を高め、骨粗しょう症を防ぐために欠かせないのがカルシウム。ところが体内のカルシウムは、ホルモン分泌の衰えとともに骨から流れ出やすくなってしまう性質があります。その上、食事で積極的に摂っていても、ビタミンDやビタミンKとともにバランスよく摂らないと、効率的に吸収されにくいという性質もあります。

このカルシウムの吸収を助けてくれるのが体内で合成されるビタミンD。そして、ビタミンDの合成に欠かせないのが、太陽の光と適度な運動です。太陽の光を浴びながらの適度なウォーキングは、骨の健康を保つのに最もふさわしいといえそうです。

●骨丈夫への第一歩●

- 腕を大きく振り運動効果を高める
- 屋外で適度に日光を浴びる

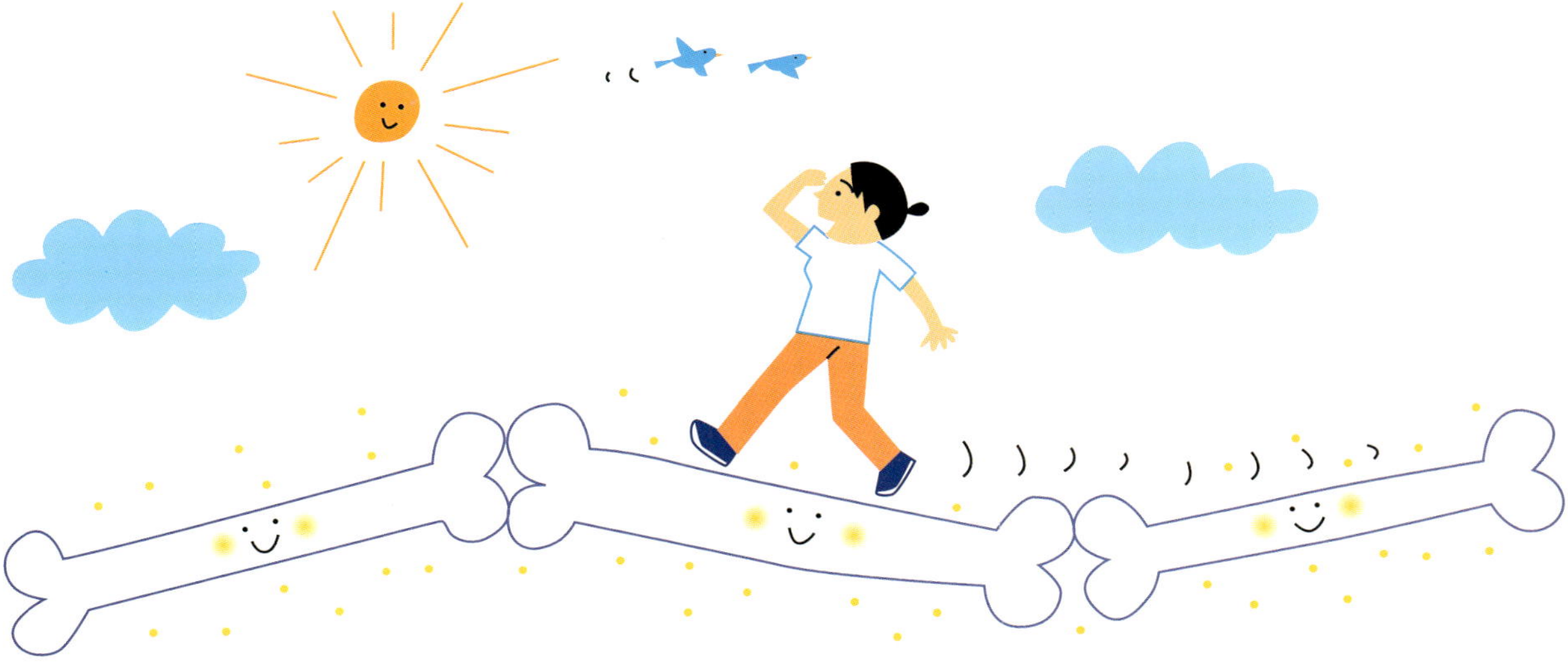

●糖尿病改善の第一歩●

・低血糖によるだるさを感じるときは無理をしない
・血糖値の下がりすぎ防止のため空腹時は避ける
・運動前や休憩のときは、急激に血糖値を上げる砂糖菓子やジュースを避け、果物やおにぎりを軽く食べる

糖尿病の予防や改善にいい理由

糖尿病になる原因は大きくわけると、次の3つがあげられます。①生活習慣の乱れで内臓脂肪が蓄積し、インシュリンの分泌が低下する、②すい臓の病気などでインシュリンが不足する、③遺伝や他の疾患による。

このうち、日本人の糖尿病の原因は①が9割以上を占め、食事と適度な運動が何よりの改善策といわれています。ゆるやかな有酸素運動であるウォーキングは、体脂肪率を下げるとともに筋肉や細胞のインシュリンのはたらきを改善し、食後の過血糖を抑えることができるため、糖尿病の予防や改善に最適といえます。

また、②や③が原因の場合も、ウォーキングが動脈硬化などの合併症の予防につながります。

ただし、糖尿病は血糖値が急激に変化しやすいため、空腹時は避けるなど、ほんの少しご用心を。

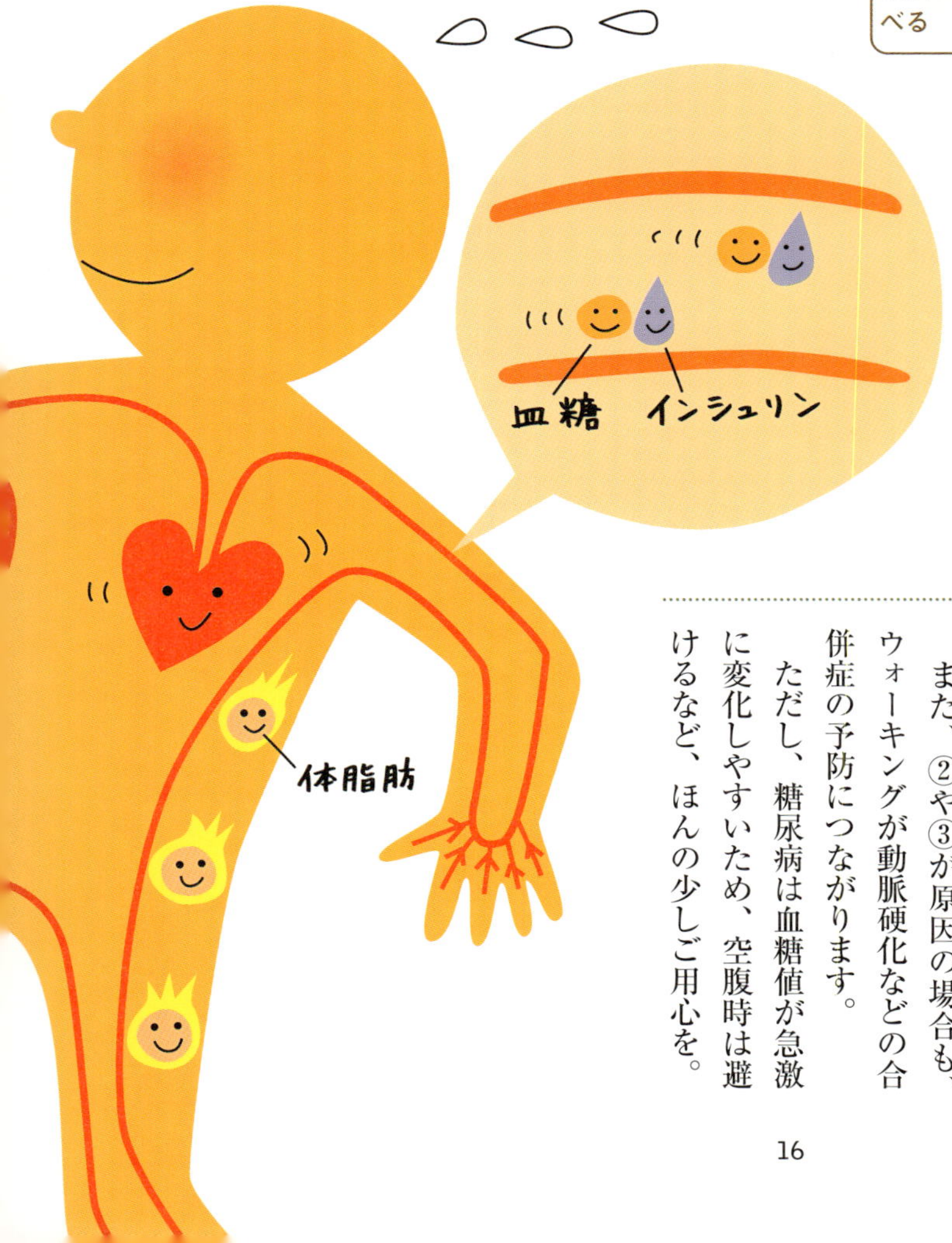

高血圧、低血圧を安定させます

高血圧は、肥満による血液循環の低下や高脂血症、交感神経への過度の刺激など、さまざまな要因が絡み合って起こります。血管や毛細血管を強くし、血液の循環をよくするウォーキングは、高血圧の改善のためにぜひ日常生活に取り入れたい習慣です。

体内では通常、血圧が高すぎると血圧を下げようとする副交感神経がはたらき、低すぎるときは体を活動的にする交感神経がはたらきます。緊張が続くと交感神経を強く刺激することになりますが、ゆったり歩くと気分が和らぎ、副交感神経が働くため、血圧を下げることにもつながります。

ウォーキングは血圧をただ下げるのではなく血流を調整するため、低血圧の人にもおすすめです。筋肉をつけて血行をよくすると、体が温まりやすくなり、体を動かすことが楽になります。

●血圧を正常にする第一歩●

- 寒い時期の朝は血管が収縮し、普段より血圧が高めのことがあるため、準備運動と防寒対策をしっかりと
- 低血圧の人は、歩幅を大きくゆっくり歩き、血液中の酸素がよく運ばれるよう、深呼吸歩行を心がける

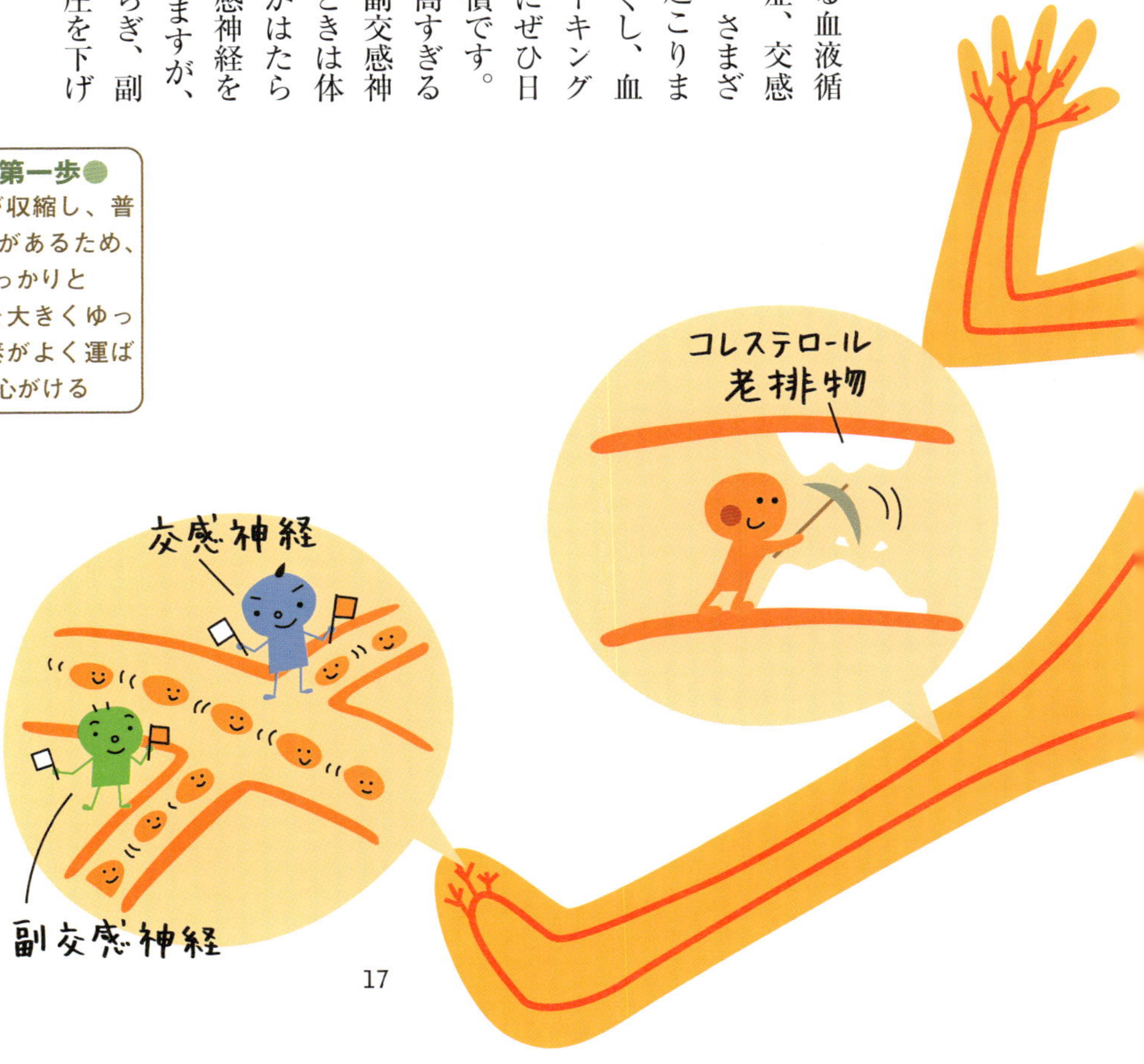

心臓や肺が強くなります

理想的な有酸素運動であるウォーキングは、酸素の吸収や二酸化炭素の排出を助け、心拍数を長時間一定のレベルまで上げて肺や心臓の機能を高めます。

心臓は体のすみずみまで血液を送るポンプの役割をします。ですから心臓のはたらきを助けるために、運動で心臓そのものの筋肉を鍛えたり、血管や血をきれいにすることがとても大切なのです。

肺の場合は、肺自体には筋肉がありませんが、ウォーキングで深い呼吸を続けると、伸縮を行う胸廓と横隔膜を鍛えることができます。そして、空気を体内に取り込む機能が高まるのです。

●心臓と肺を鍛えるための第一歩●

・心臓に不安がある人は、心拍数を上げすぎない程度にゆっくり歩く

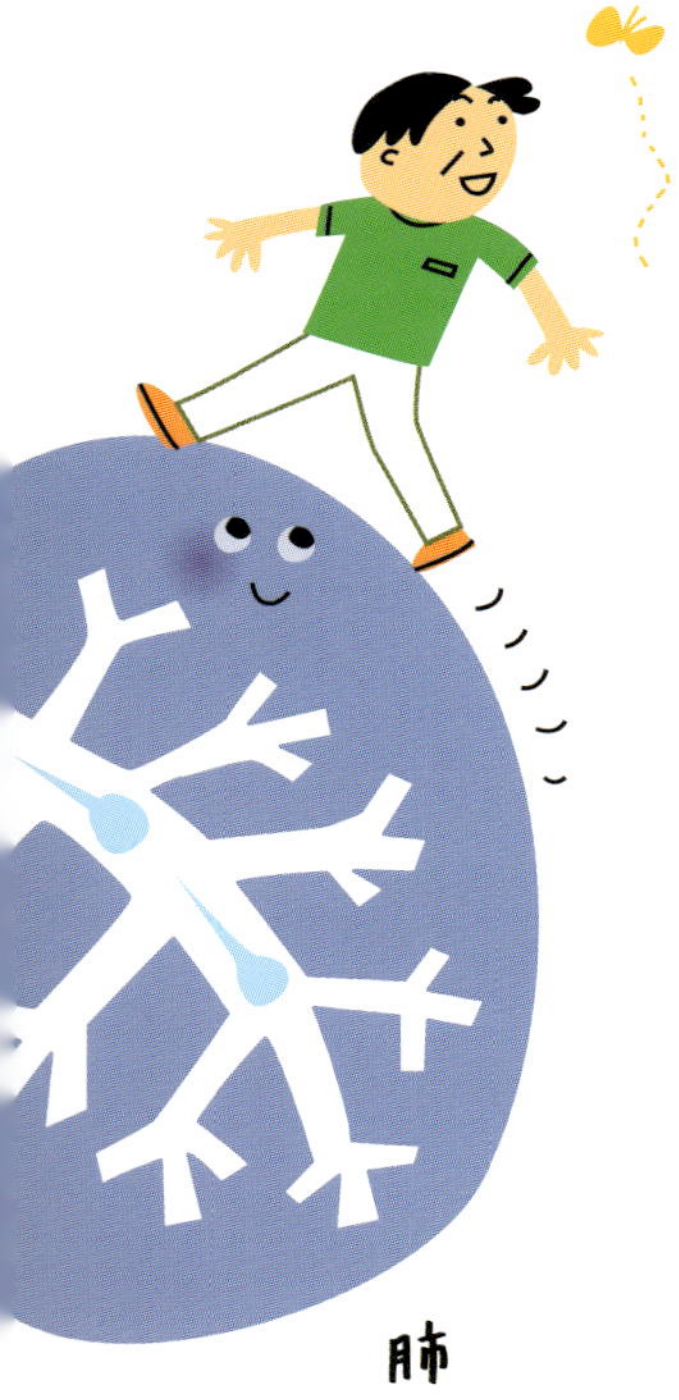

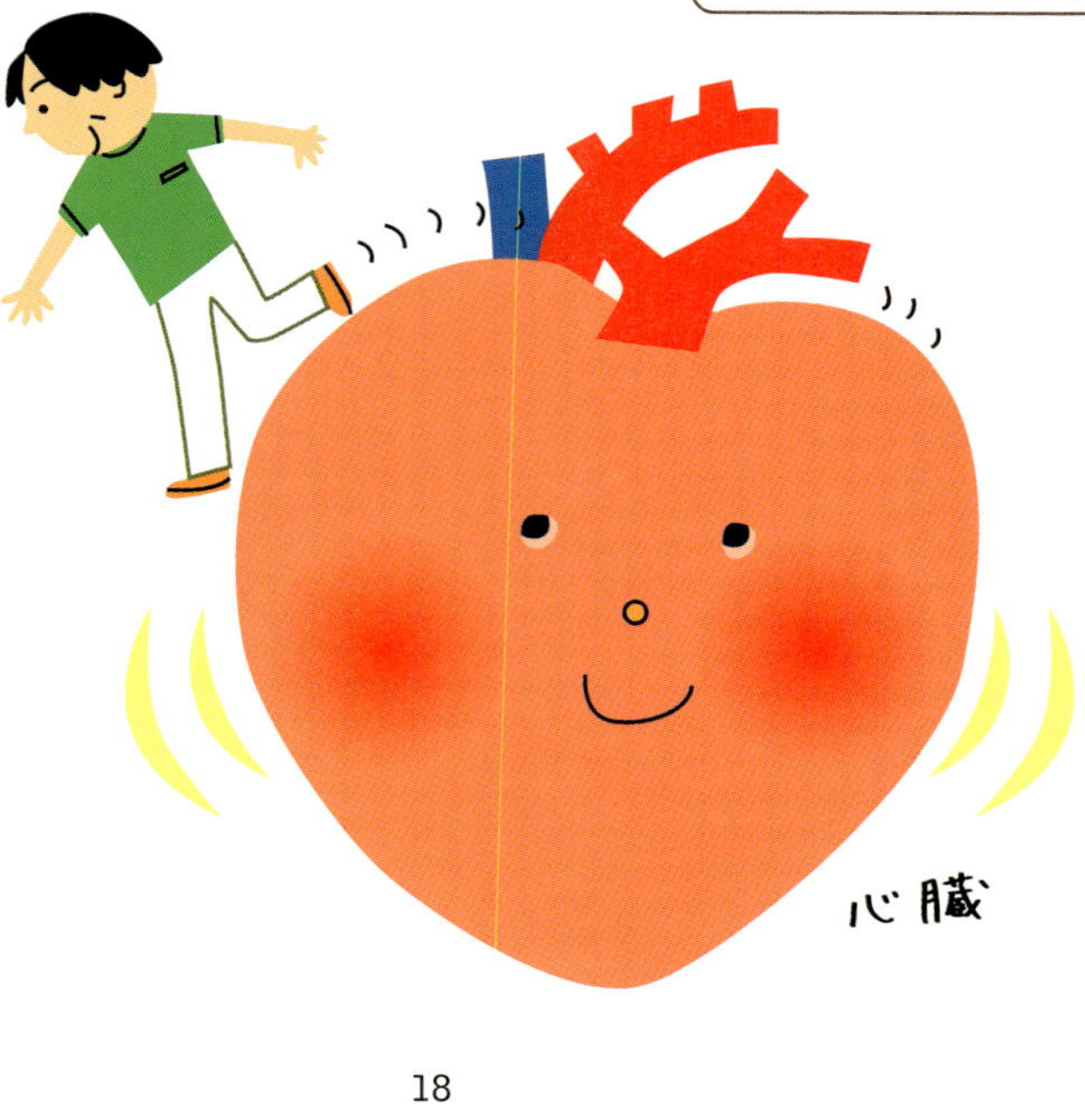

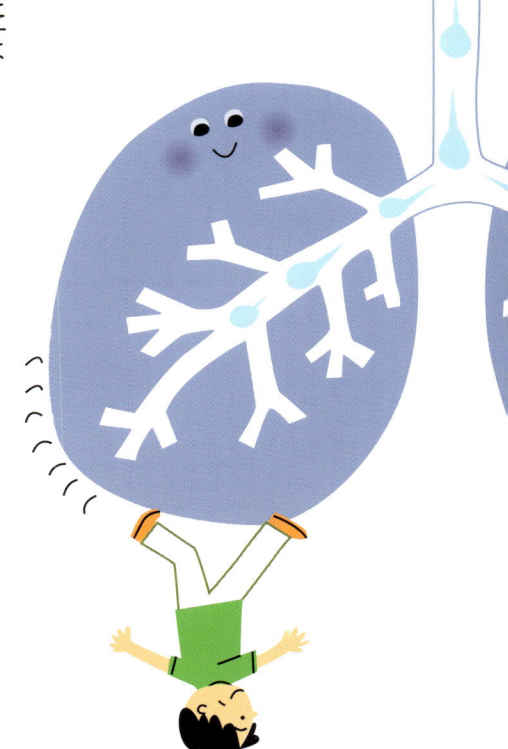

血管の若さを保ちます

血管の壁は、高血圧などにより強い圧力がかかると、ひびが入ることがあります。そのひびに血中のコレステロールや脂肪が付着すると、動脈硬化や血管づまりの原因ともなります。こうした血管の傷みを防ぐ上でも、ウォーキングは効果的。歩くことで筋肉が動くと、その筋肉の中で脂肪や糖が消費され、血液中のコレステロールや脂肪を減らしてくれるからです。

さらに、歩くことは全身運動のため、全身の血管に多くの血液が送り出されることになり、毛細血管が増え、血管を太く丈夫にする効果もあります。

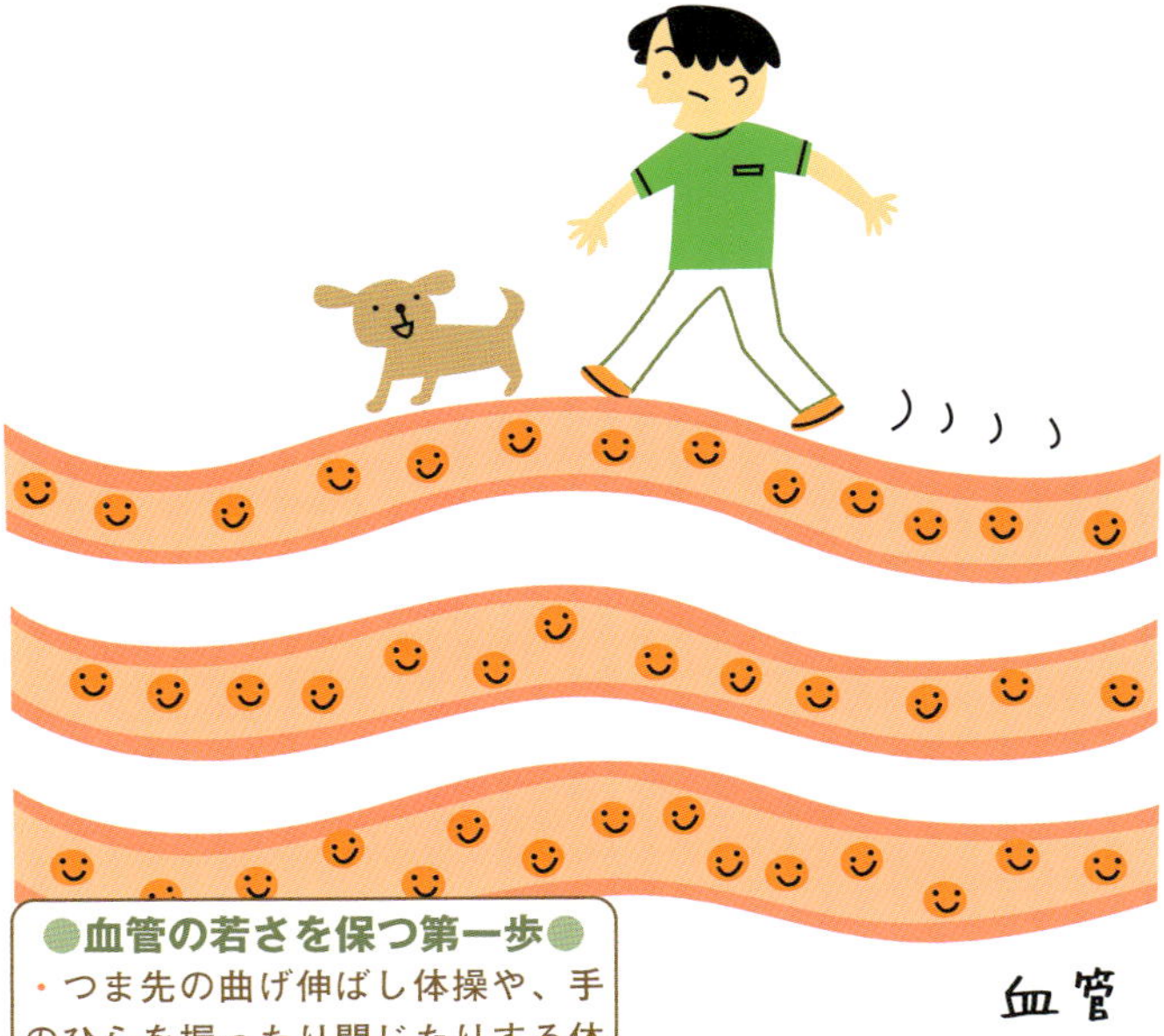

●血管の若さを保つ第一歩●

・つま先の曲げ伸ばし体操や、手のひらを握ったり閉じたりする体操も、毛細血管の形成に効果的

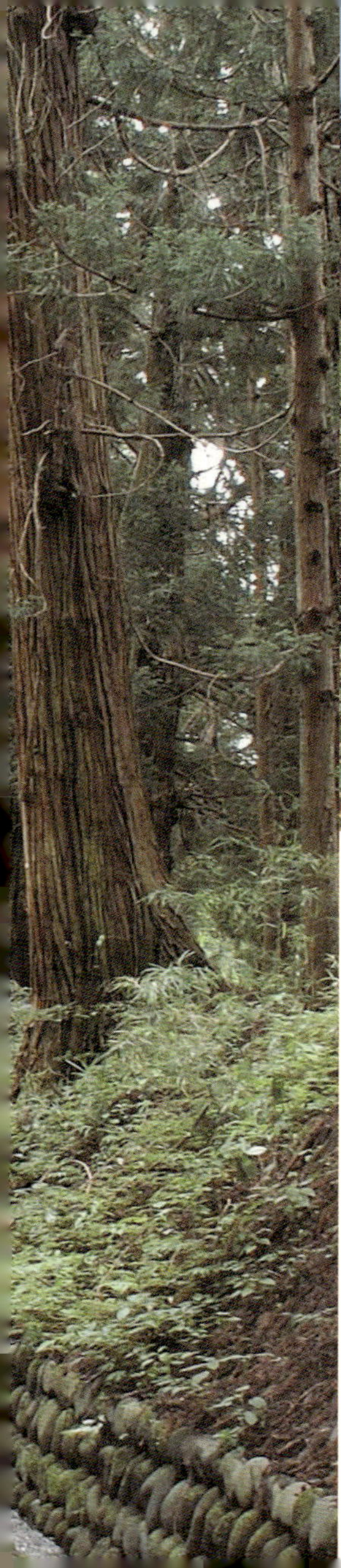

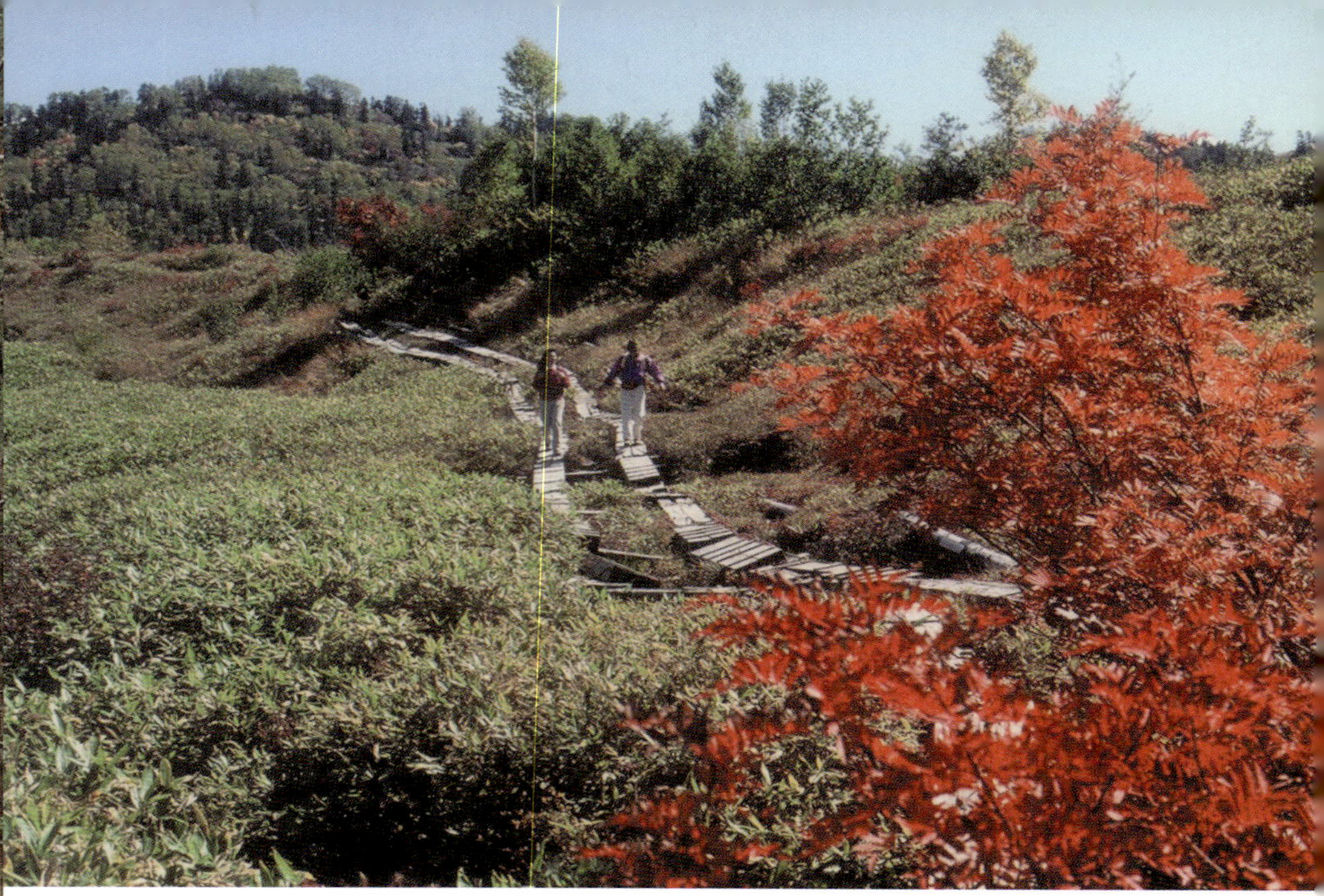

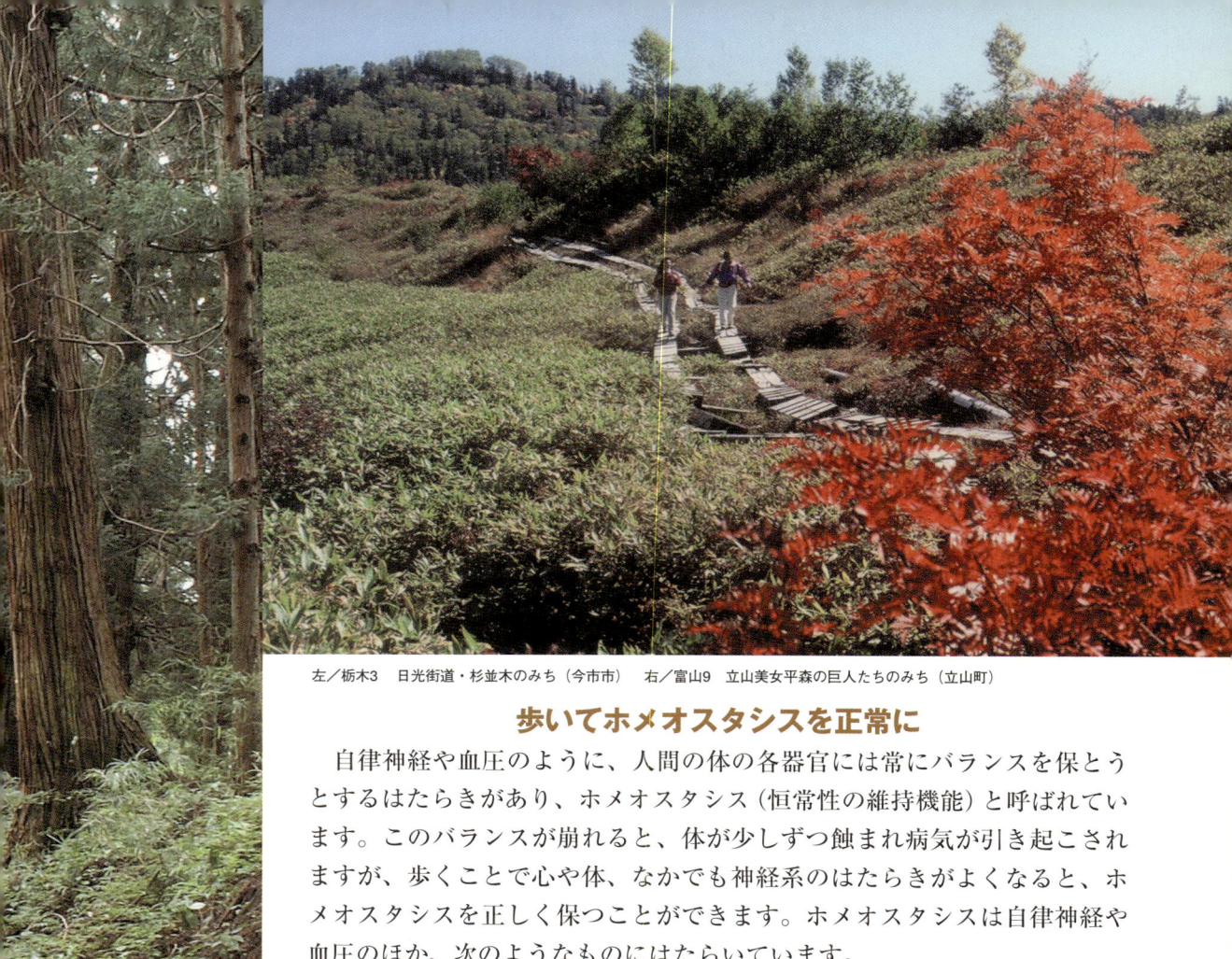

左／栃木3　日光街道・杉並木のみち（今市市）　右／富山9　立山美女平森の巨人たちのみち（立山町）

歩いてホメオスタシスを正常に

　自律神経や血圧のように、人間の体の各器官には常にバランスを保とうとするはたらきがあり、ホメオスタシス（恒常性の維持機能）と呼ばれています。このバランスが崩れると、体が少しずつ蝕まれ病気が引き起こされますが、歩くことで心や体、なかでも神経系のはたらきがよくなると、ホメオスタシスを正しく保つことができます。ホメオスタシスは自律神経や血圧のほか、次のようなものにはたらいています。

体質……アルカリ性体質と酸性体質

腸内細菌……有効菌と有害菌

血液……凝固と線溶、白血球と赤血球

ホルモン……女性ホルモンと男性ホルモン

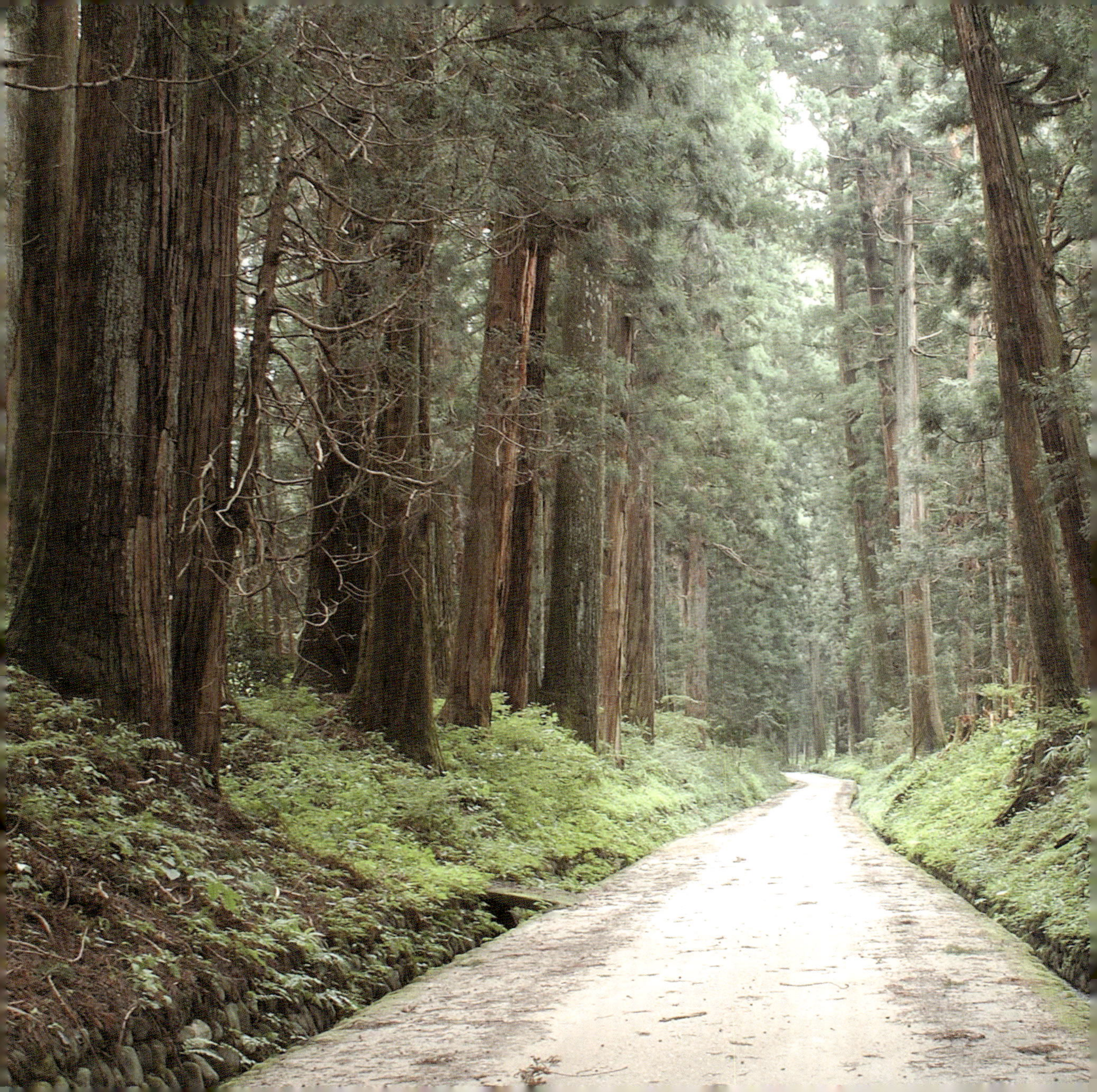

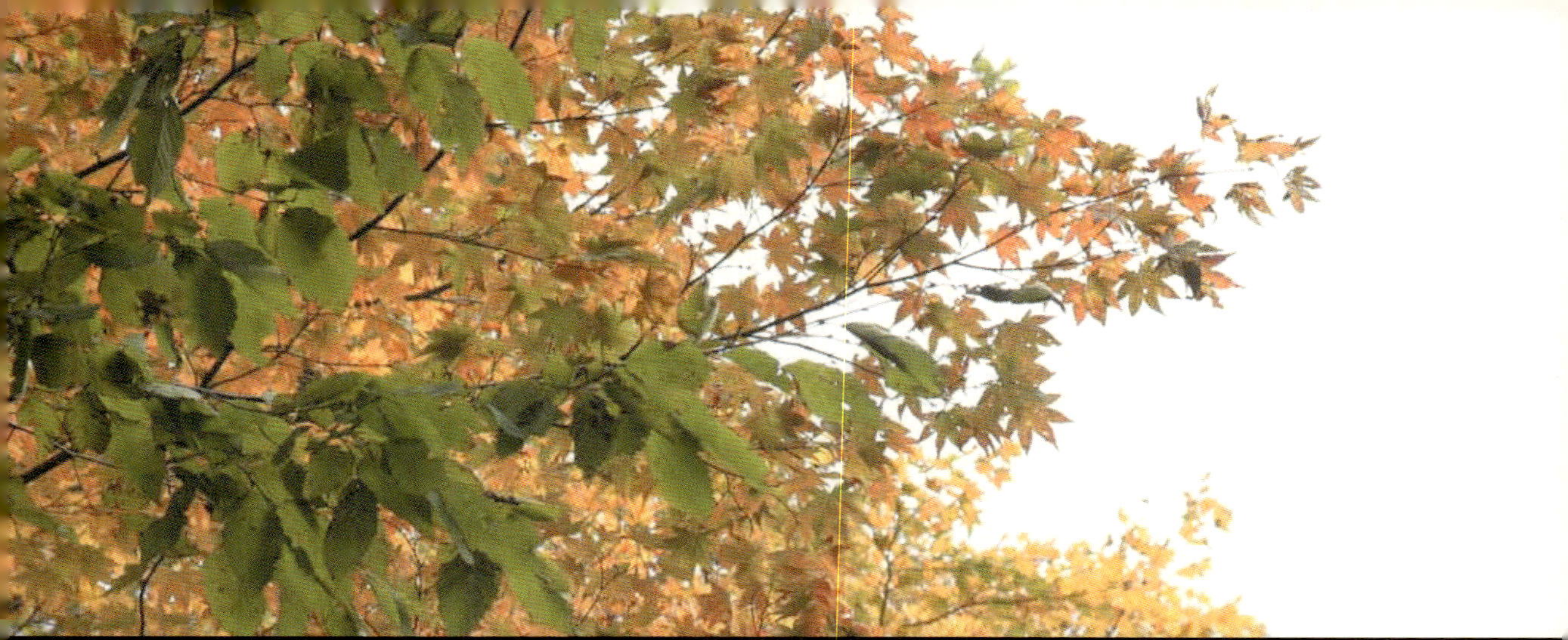

PART2

森の中ならウォーキングはもっと快適！

歩くことの健康効果は知れば知るほどすばらしいものです。そのうえさらにリフレッシュ効果が期待できるのが、森林の中でのウォーキングです。

森林には、排気ガスの代わりにさわやかな空気が満ちています。強い紫外線をカットしたやさしい日差しも降り注ぎます。そしてなにより、息をするだけで心と体を穏やかにする、マイナスイオンや緑の芳香が、心と体を爽快にしてくれます。

また、緑のカーテンに覆われた、静かな空間に身を置くと、目の疲れが癒され、あわただしい日常を忘れることもできます。

森へ行こう。そう計画を立てるだけで、なんだかわくわくした気持ちが起こることがよくあります。森林の風景を思い描くだけで、脳がリラックスするということも、近年の研究でわかってきました。

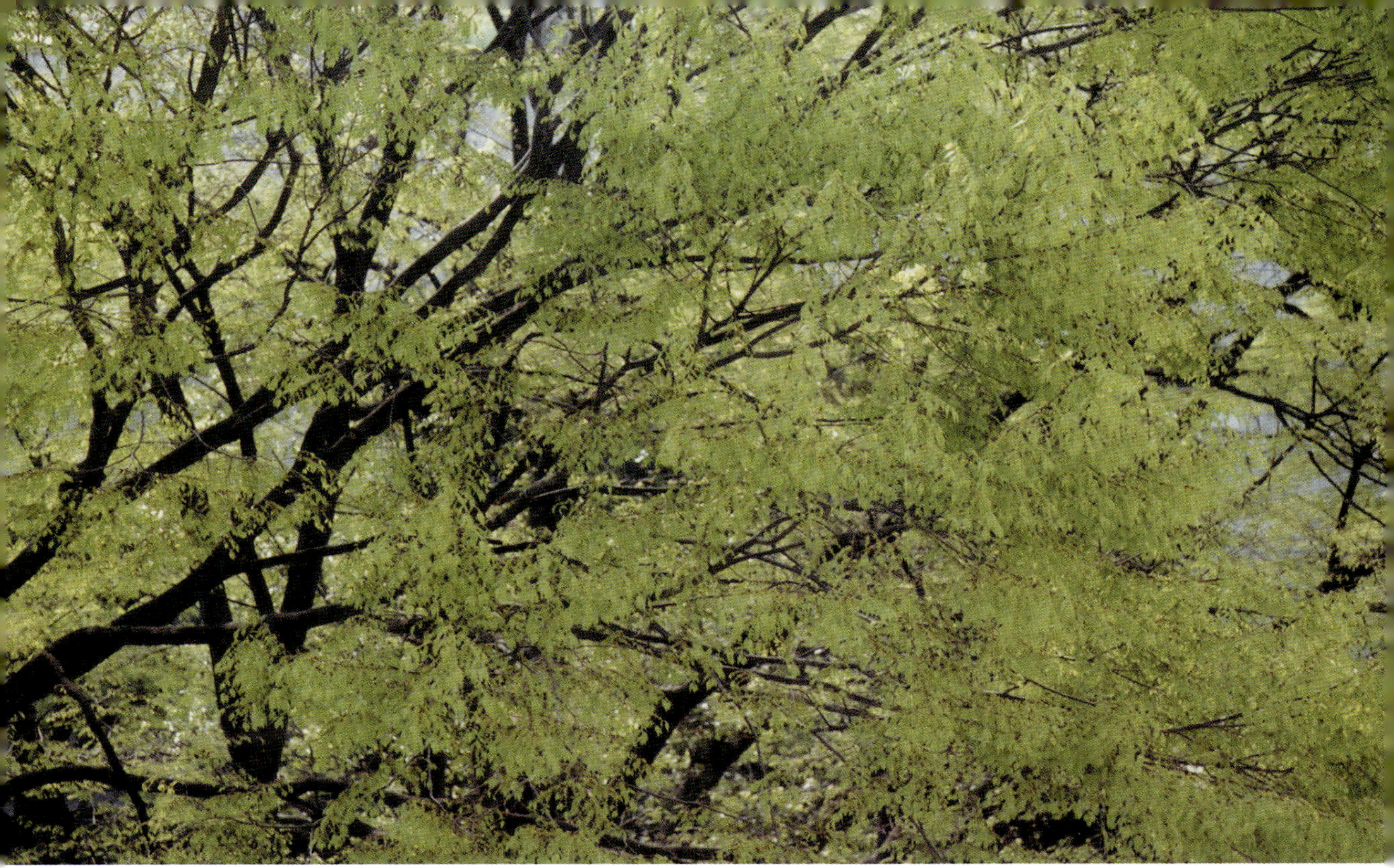

森林で感覚を取り戻しましょう

木に触れる

手触りは堅くても、木の幹には金属とは異なる柔らかさがあり、脳がリラックスします。

耳を澄ます

小鳥の声や、風が通る音、川のせせらぎなど、静かな中でも多様な音が聞こえてきます。

目を凝らす

小鳥などの動きを目で追うと、目の筋肉のストレッチになり、風景の変化を見ると、脳がリフレッシュされます。

深呼吸をする

木の香り成分がしっかり体に取り込まれ、脳には酸素がたっぷり送られます。

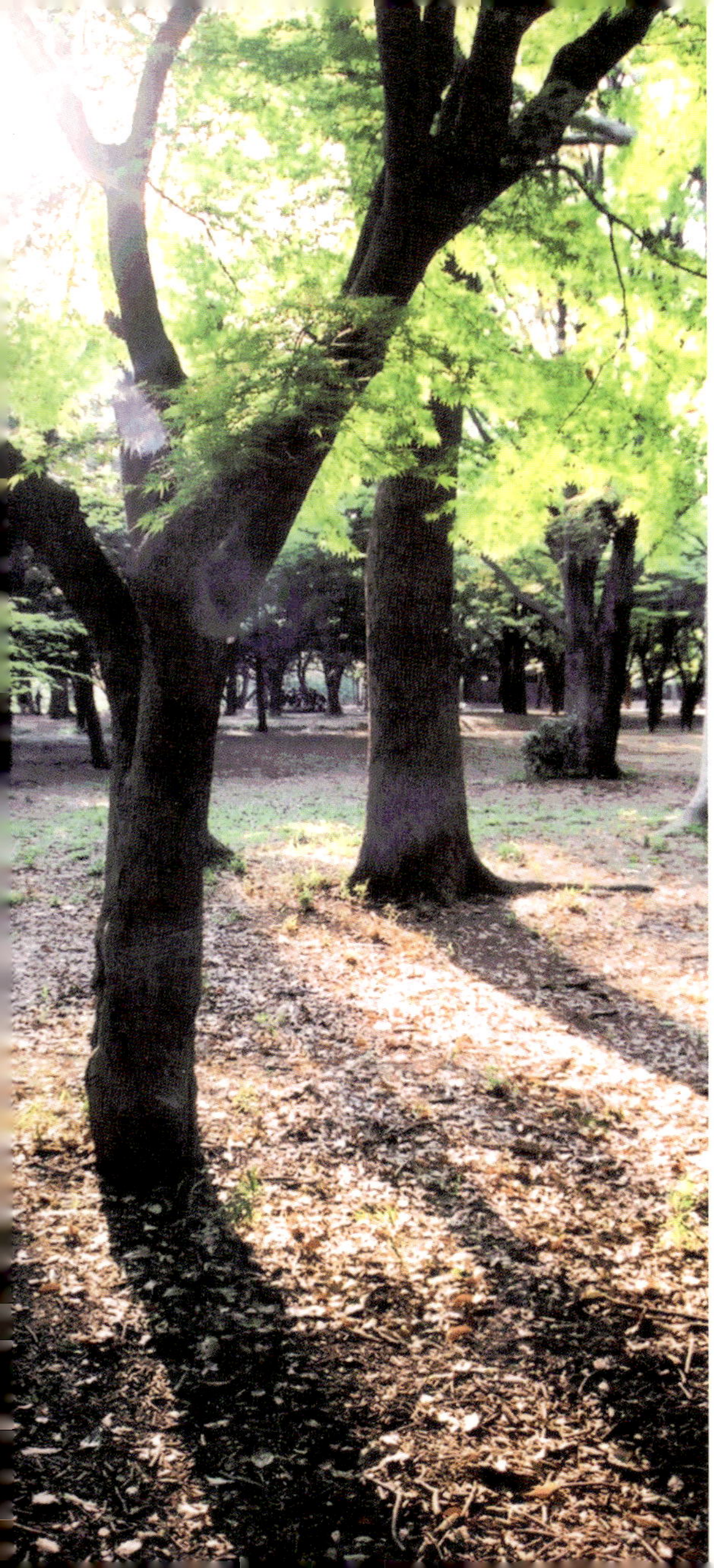

心身がやすらぐ森の香り＝フィトンチッド

フィトンチッドは、木や草花が放出する化学物質のこと。植物が自分を守るために発するもので、菌や虫を寄せ付けなくする効果が高く、発見当初は、植物（フィトン）が殺す（チッド）力、と考えられました。現在ではより広い意味で捉えられ、種を運んでくれる生きものを誘ったり、自分の不利となる他の植物の生育を邪魔したりするための物質も、フィトンチッドとされています。

フィトンチッドの多くは独特の香りを持ちますが、その香りの多くは、人間に爽快さやリフレッシュ効果をもたらします。ひとことでフィトンチッドといっても、成分は一種類ではなく、たとえば、1本の杉の木が50種類以上の物質を含んでいることも知られています。

フィトンチッドの中でも、香りや揮発性がある成分がテルペン（精油）と呼ばれます。森林の香りとしてイメージしやすいスギやマツの香りは、このテルペンによるもの。フィトンチッドはテルペン以外にも、黄色色素のフラボンや果物の香り成分のエステル、桜や柏の葉に含まれる抗菌成分など、多様な種類があります。

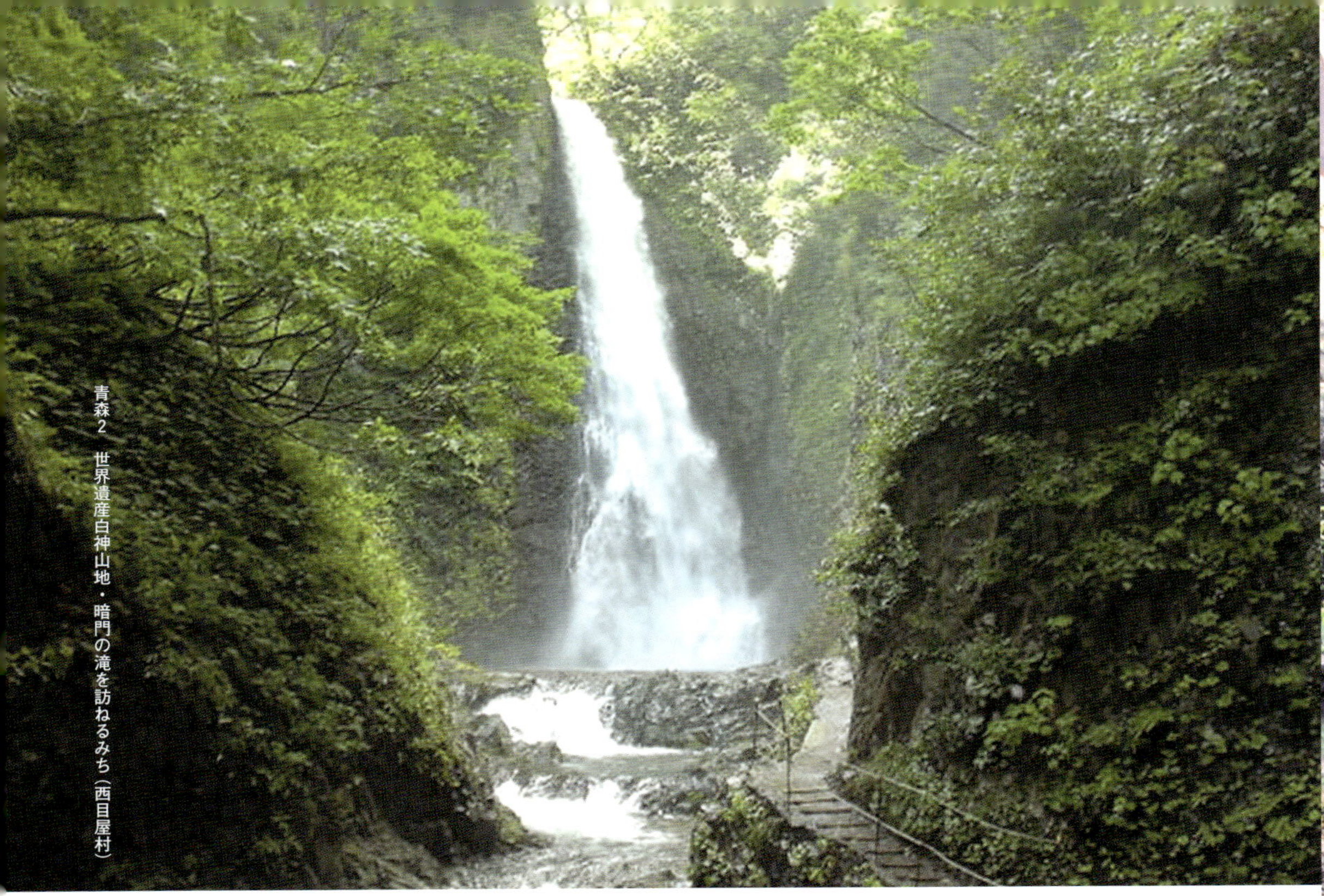

青森2　世界遺産白神山地・暗門の滝を訪ねるみち（西目屋村）

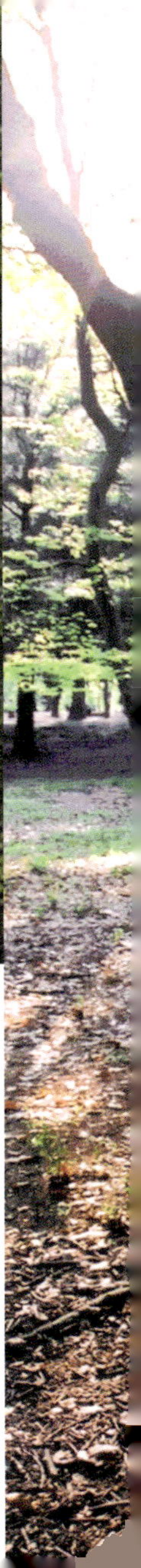

木々の香り成分「テルペン」の効果

効果1　テルペンは、トドマツやヒノキ、ネズコ、ヒバ、スギなどの針葉樹に多く含まれています。広葉樹では、シキミやクスノキに多く含まれます。

効果2　テルペンも香り成分の総称であり、その中には、α―ピネン・β―ピネン（鎮静作用）、リモネン（コレステロール系胆石溶解）、シトラール（血圧降下、抗ヒスタミン作用）、ヒノキチオール（抗菌作用、養毛作用）、ボルネオール（睡気覚まし）α―カジノール（虫歯予防）など、多くの種類と効能があります。

効果3　木々のテルペン放出量は照度や気温に影響されます。時間は午前11時から午後14時ごろ、季節では6月から

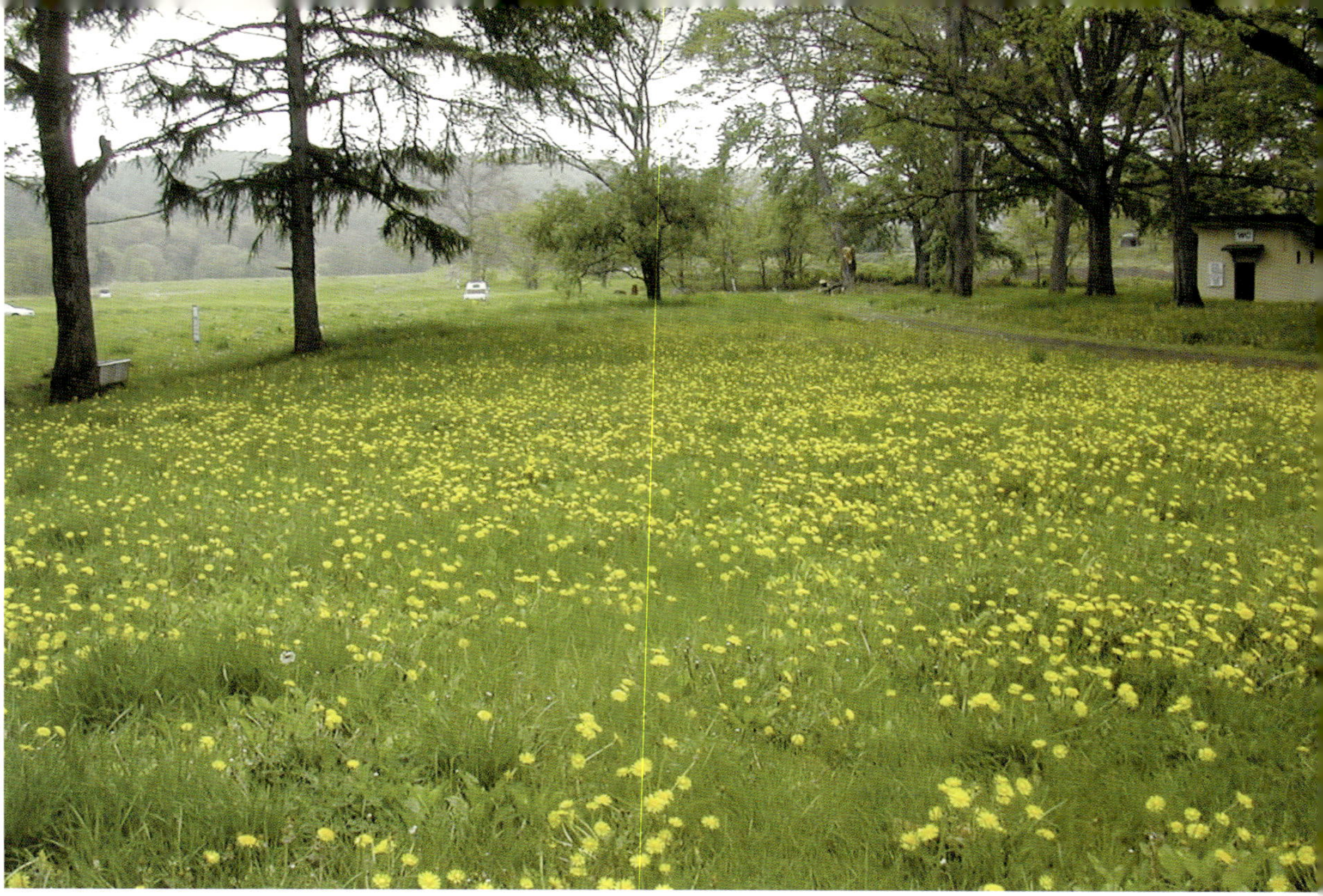

8月が最も多くなることがわかっています。

北海道4　ハッカの風薫る屯田のみち（北見市）

効果4

マツなどに含まれる代表的なテルペンのひとつ、α—ピネンは、副交感神経のはたらきを活性化し、安らいだ気分をもたらします。また、α—ピネン以外の森林の香り成分も、ほとんどが血圧や脳血流量を下げ、生理的な快適さをもたらすことが知られています。

効果5

ユーカリの葉が出すテルペンには、痰を取り、のどをすっきりさせる作用があります。同じように、マツ類に多く含まれるテレビン油にも去痰作用があり、サワラやトドマツが持つボルネオールやリナロールという成分では血圧低下、鎮静作用が見られます。

効果6

多くの木は、葉に揮発性の高い成分、幹に揮

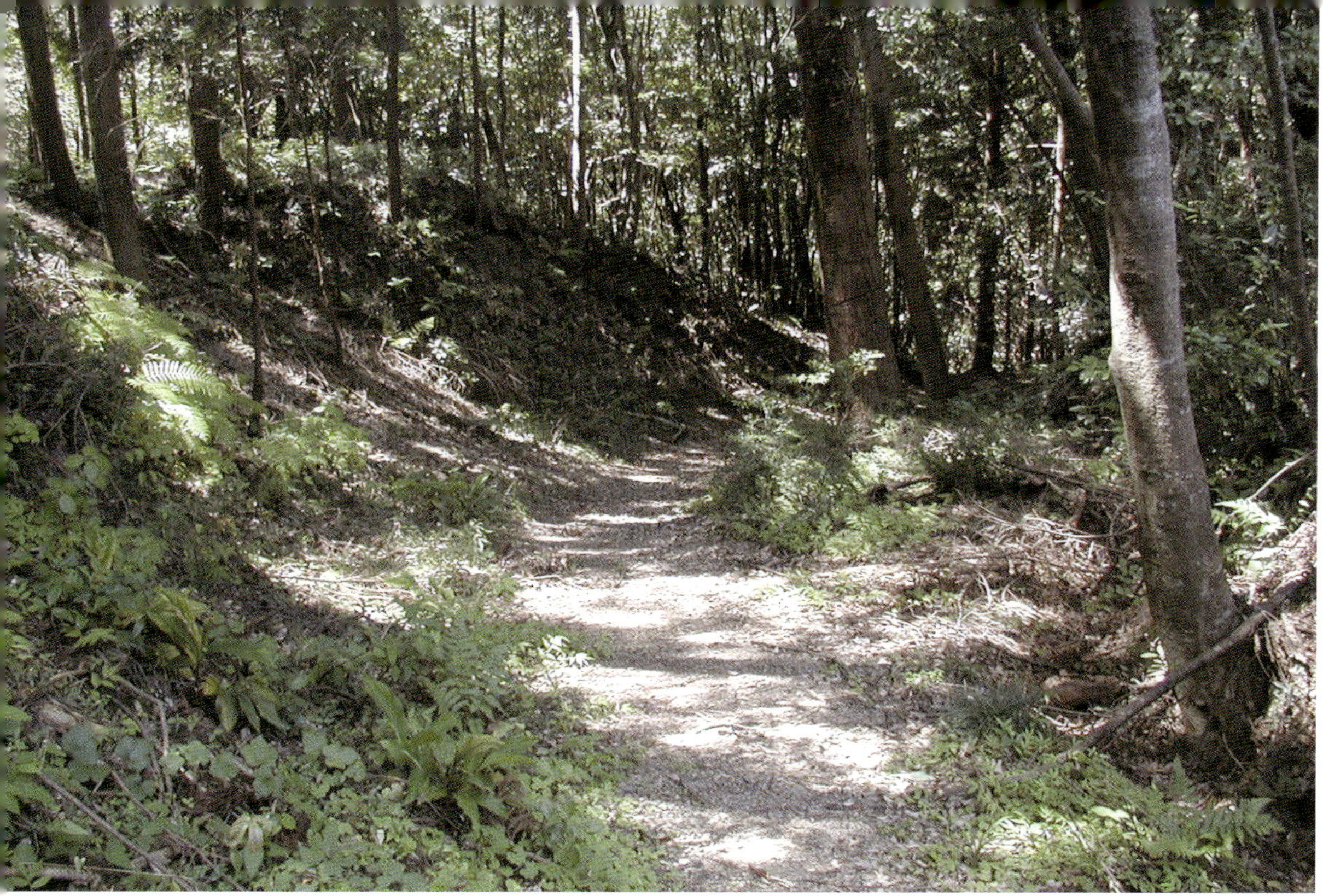

静岡10　戦国夢街道・秋葉詣でのみち（森町）

発性の低い成分が集まっており、森林では幹よりも葉から香り成分が多く出ています。スギやヒノキは、葉の香りに覚醒作用があり、木材となる幹の香りには鎮静作用があるといわれます。

効果 7

木の香りや感触には生理的な不快感がありません。香りの好き嫌いは個人的な感覚で決まります。ある実験では、人工の嫌いな香りをかいだ場合は、血圧が高くなったり、脈拍が早くなった一方で、天然の香りの場合は、「好きではない、不快な香り」と回答している臭いでも、生理的な不快反応（血圧、脈拍の変化など）は出なかったといいます。温度の実験でも同様で、冷やした金属と冷やした木材を触り、どちらも「不快」と回答した場合でも、金属には生理的不快感があり、木材では生理的不快感が表れないという結果があります。

「森林浴はなぜ体にいいか」（宮崎良文著、文春新書）参照

自然のリズムが癒しをもたらします

森の中では、木々の間を風が通る音や、葉が揺れる音を聞くことができます。また、近くに水辺があれば、せせらぎの音を耳にできるでしょう。こうした自然の音には、1／f（エフぶんのイチ）ゆらぎと呼ばれるリズムがあります。

　不規則さと規則正しさがちょうどよく調和するこのリズムは、気分を和らげ、快適な気分へと誘います。1／fゆらぎは人間の心拍にもみられ、自然が生み出す微妙なリズムが、生きものの体に癒し効果をもたらすことが生物学的に認められています。

●葉は、音を気孔で吸収したり、さえぎったりするため、森の中に30m入ると、騒音が町中の約8分の1になるというデータがあります。

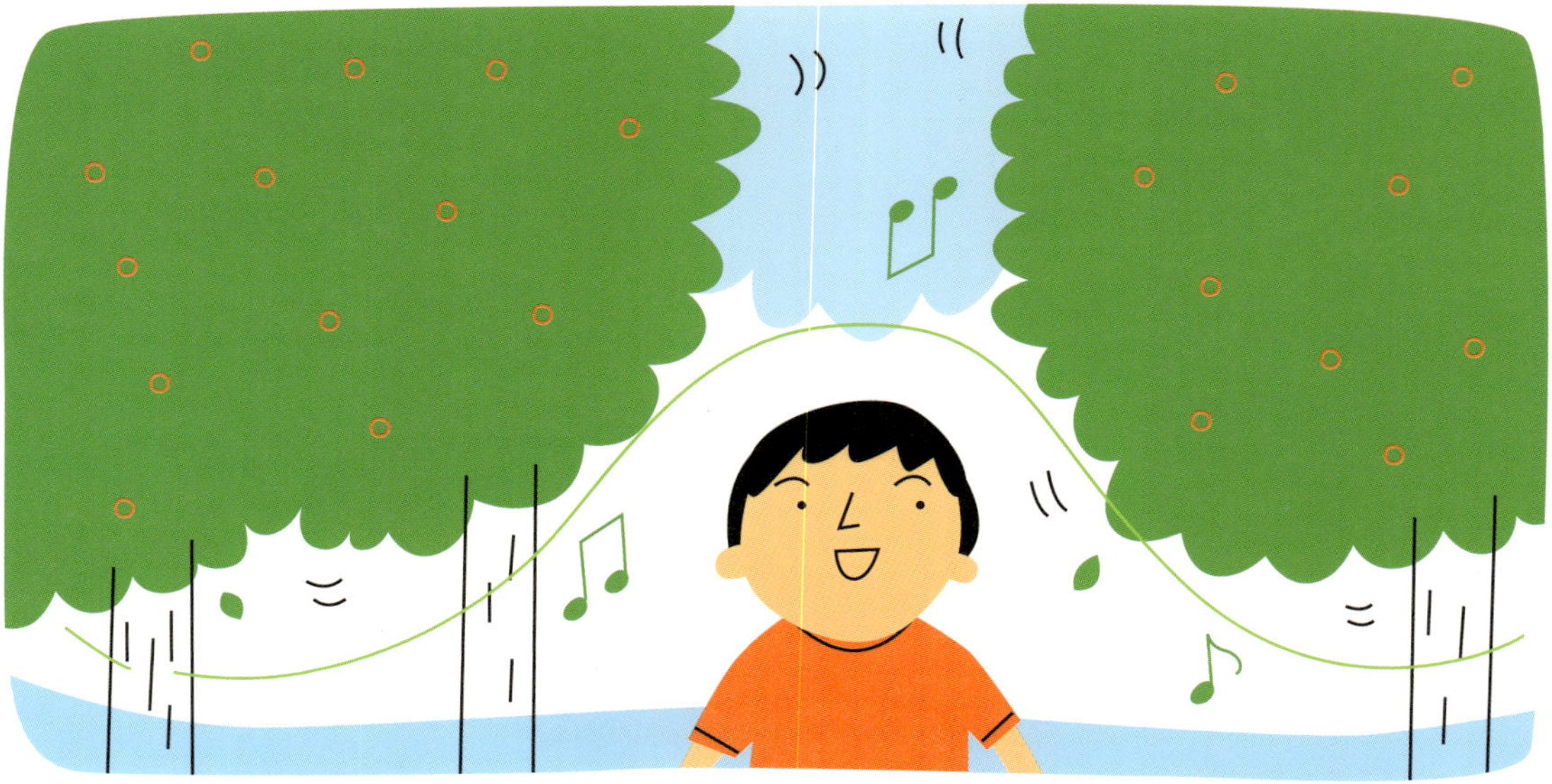

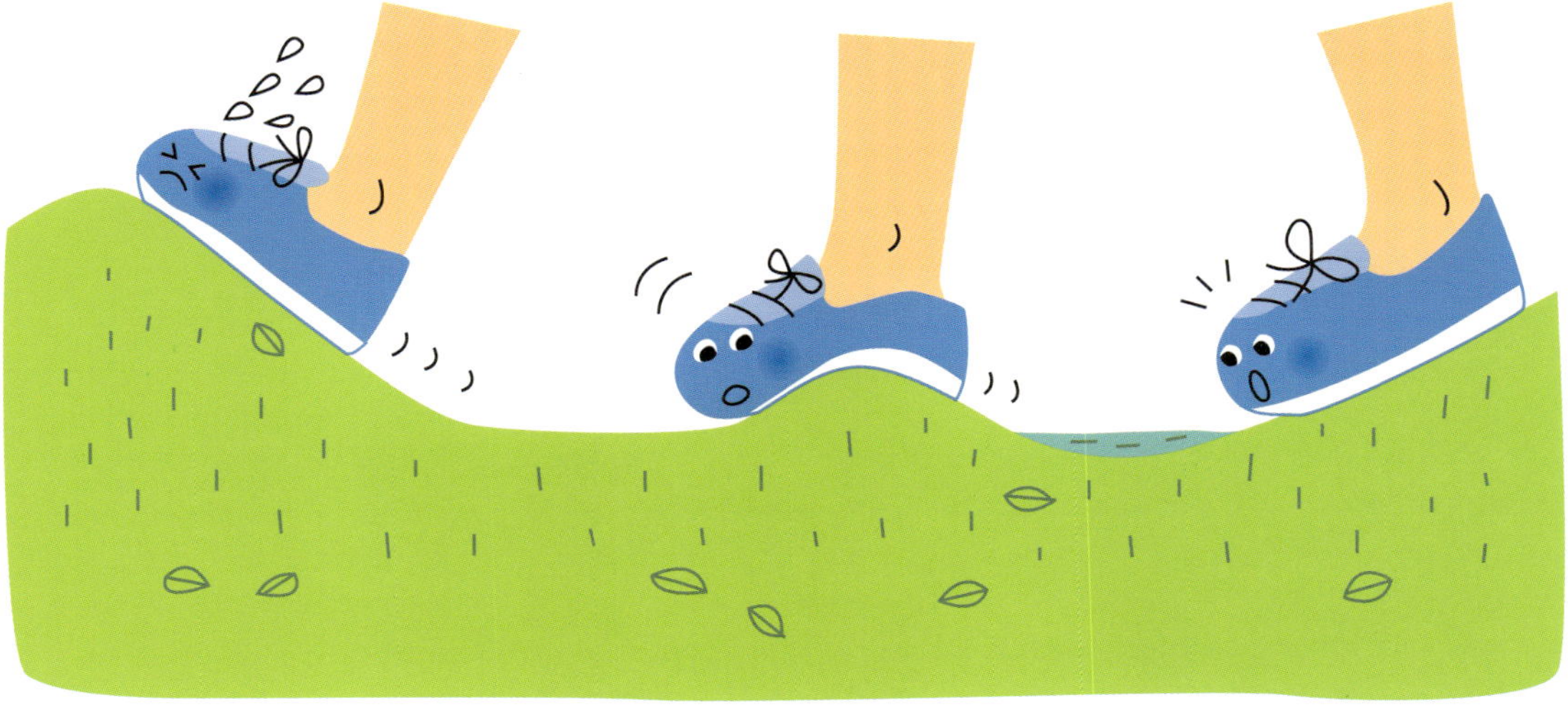

変化に富んだ地形が適度な刺激になります

近年、森林浴のさまざまな治療効果や癒し効果が世界的に研究されています。そのひとつに、すでにドイツで治療に取り入れられている、地形療法というものがあります。

　自然の道は複雑な形状をしています。カーブしていたり、坂があったり、表面がでこぼこしていたりと、平坦な道ばかりではありません。見通しがよいところも悪いところもあり、天候によっては、ぬかるんで滑りやすいこともあるかもしれません。こうした、歩きにくく、足に負担をかけそうなところでも、じつは心身にマイナスになるとは限らないのです。

　変化に富んだ道を歩くことで、慎重になったり、反対に開放感を味わえたりします。自然の地形がさまざまな歩き方の練習になるうえに、心にも体にも良い影響があると考えられています。

●ドイツの自然療法（森林療法）では、歩行の消費エネルギーのほか、勾配、距離、高低差などを考慮した散策コースを、ひとつの森にいくつも設計しています。また、散策には療法士が同伴し、血圧、脈拍を測定しつつ、一定のテンポで歩くことなどを指導するといいます。

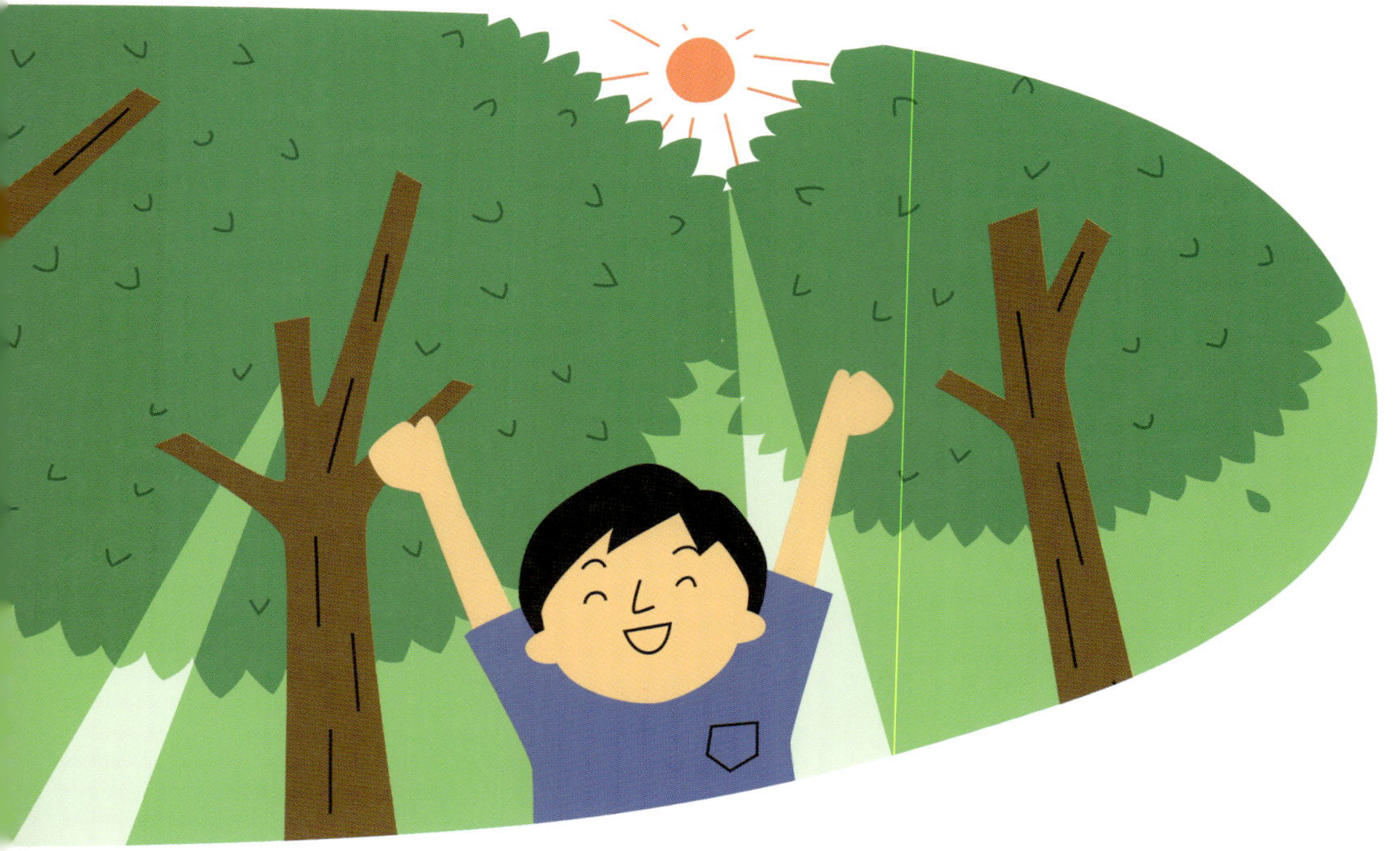

森は赤外線たっぷりの天然サウナです

太陽光線には、紫外線、可視光線、赤外線の三つがあり、なかでも温熱作用が大きいのが赤外線です。

波長の長い赤外線は、深く皮膚や皮下組織へ浸透します。そのため、毛細血管まで熱が届いて血行がよくなり、冷え症などが改善される効果が知られています。

いくら日光浴が体によいからといっても、炎天下や厳寒の中でがまんして外気にあたる必要はありません。紫外線が少なく、さわやかな気温が保たれた森林で、自然の赤外線を浴びることが何より快適です。

●汗をかくと、体内の余分な塩分や老廃物の排出が促されるので、ダイエットや疲労回復、皮膚細胞の活性効果が得られます。

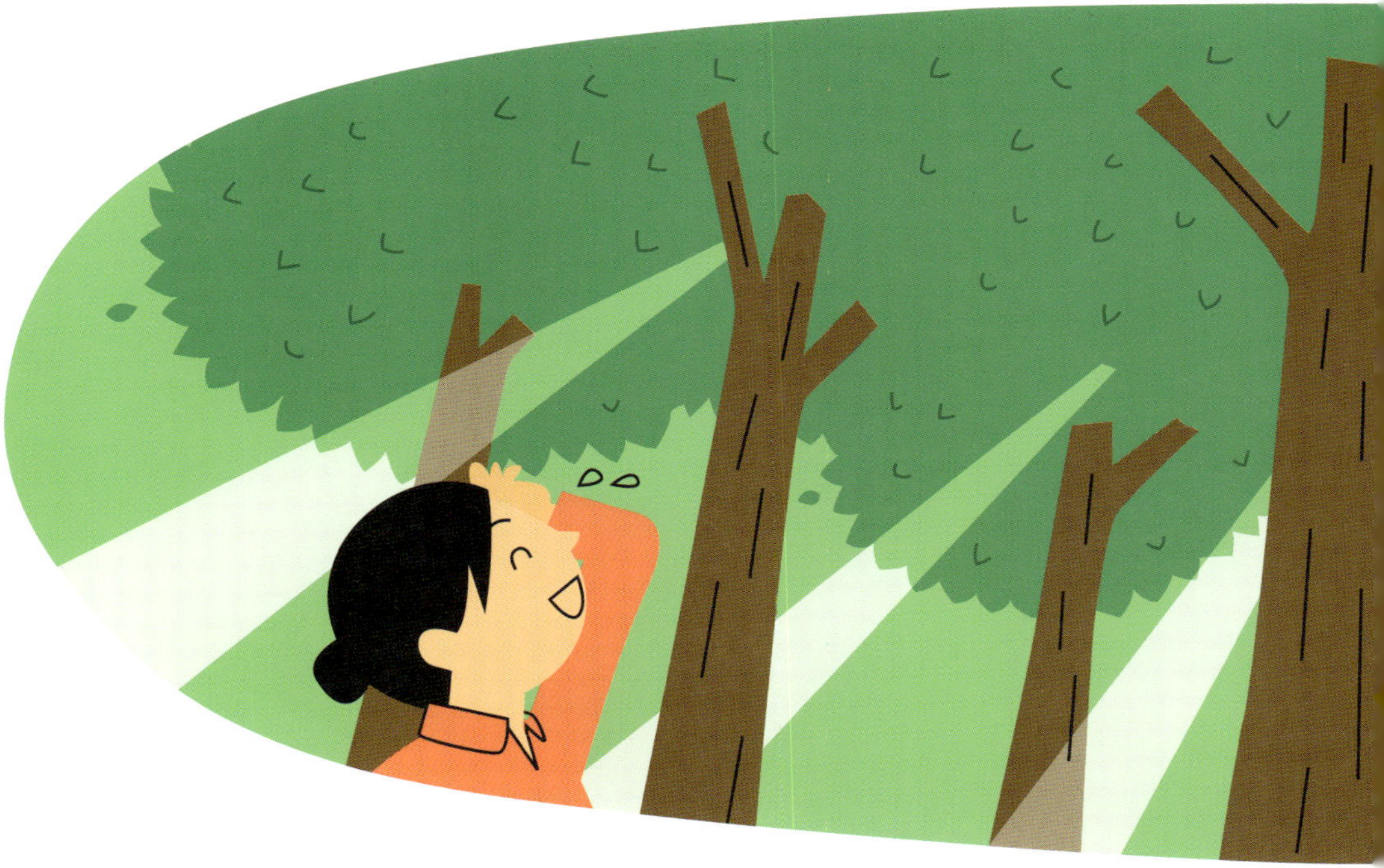

日光と緑が心に元気を運びます

近年、紫外線の害ばかりが強調されがちな日光。けれど、日光には、殺菌作用や体内でビタミンをつくるはたらきや体内時計の狂いを直す効果などがあります。また、日光を浴びることは心の健康にも大きな影響をもたらします。

秋から冬は気持ちが沈みがちになり、春から夏には回復するという、「冬季うつ病」という病気があります。こうした症状のある人ができるだけ日光を浴びると、冬でも症状が回復することがわかっています。

●木々の緑はフィルターとなり直射日光を約80％も吸収。紫外線をカットして、日差しをやわらげています。人間の目に最も優しいといわれる緑色が、目の疲れを取り、視神経からくるイライラを抑えます。

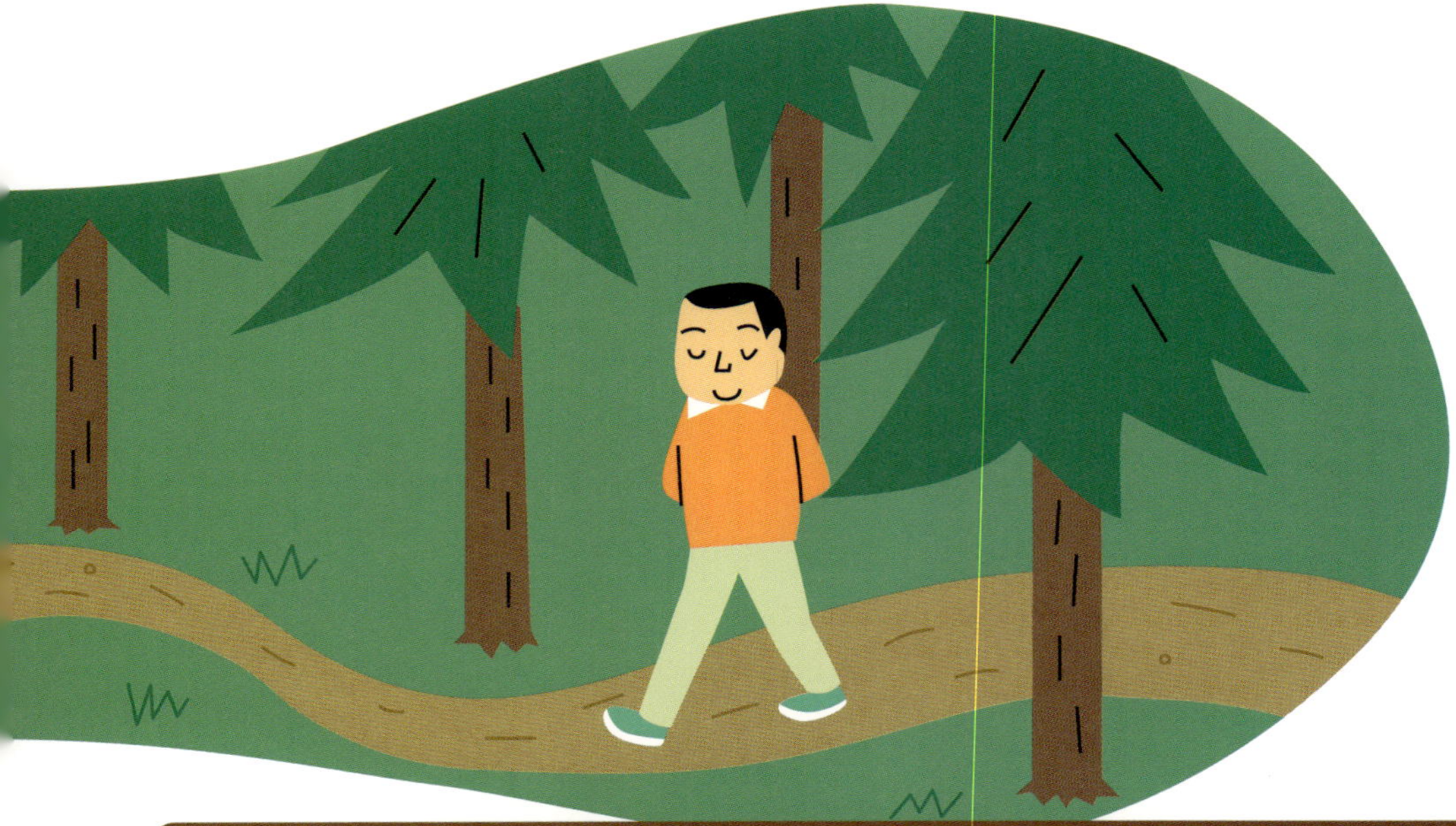

●親子のコミュニケーションは、五感を共有することが大切だといわれています。同じ臭いや音にふれることが、会話を増やし、理解を深めます。しゃがんで子どもと同じ目線で風景を眺めることもおすすめです。

森はコミュニケーション力を高めてくれます

森林という非日常の状況でいっしょに歩き、食事をする場合、人と協力し合う必要が生まれるためコミュニケーション能力が高まるといわれています。

近年、ドイツをはじめ多くの国で、森自体を幼稚園とする教育が注目されています。そして、森の中で過ごす子どもたちは、「言葉が早い」こともわかってきました。これは、単語を覚えたり話したりできるというだけでなく、相手の言葉を理解したり、自分の考えを伝えようとすることで、より高いコミュニケーション能力が養われるためと考えられます。また、森の中にあるものを利用して遊びを創造するうちに、子どもたち自身で話し合い、協力し合うことを学ぶ教育効果もあるようです。

子どもにも大人にも、森林は人と関わることを楽しくしてくれる場所といえるでしょう。

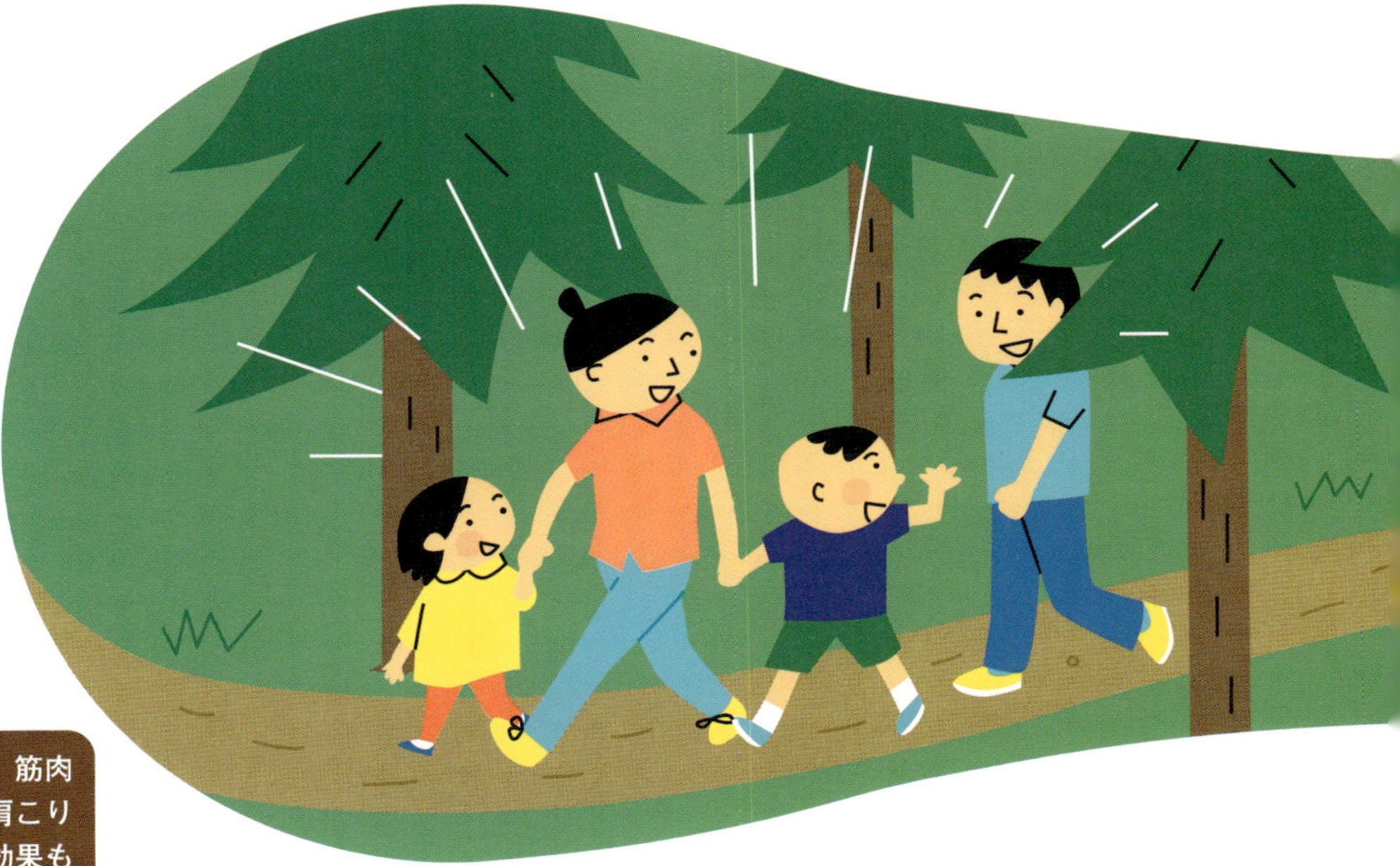

●マイナスイオンは、筋肉中の乳酸を減らし、肩こりや疲労を軽減させる効果もあるといわれています。

気分が爽快になる マイナスイオン

私たちの生命を支える酸素は、常にプラスとマイナスのイオン（電子）を持っています。この電子が、ほこりやアスファルトの多い都会ではプラスに偏りがちになります。大気中にプラスイオンが多いと、気持ちが高揚してやる気がでる半面、イライラの一因になります。一方、マイナスイオンは、身体をリラックスさせる副交感神経に作用して、脳にα波を増やし、快感を与えてくれます。

一般的に、平地よりも高い山、木々の間や海辺、とくに滝の近くではマイナスイオンが多く発生するといわれています。ですから、水辺の近くの森林を歩くと、マイナスイオンをよりたっぷり浴びることができるのです。

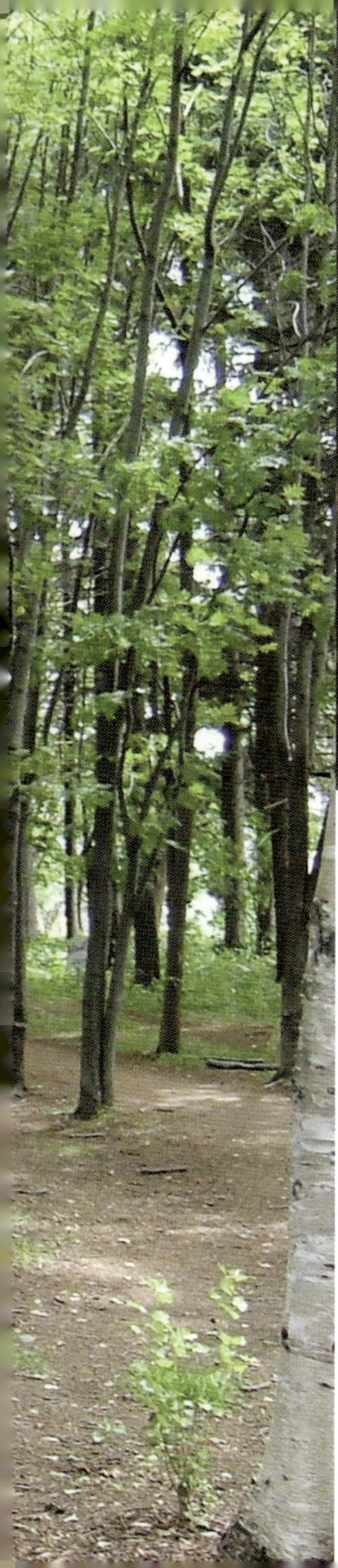

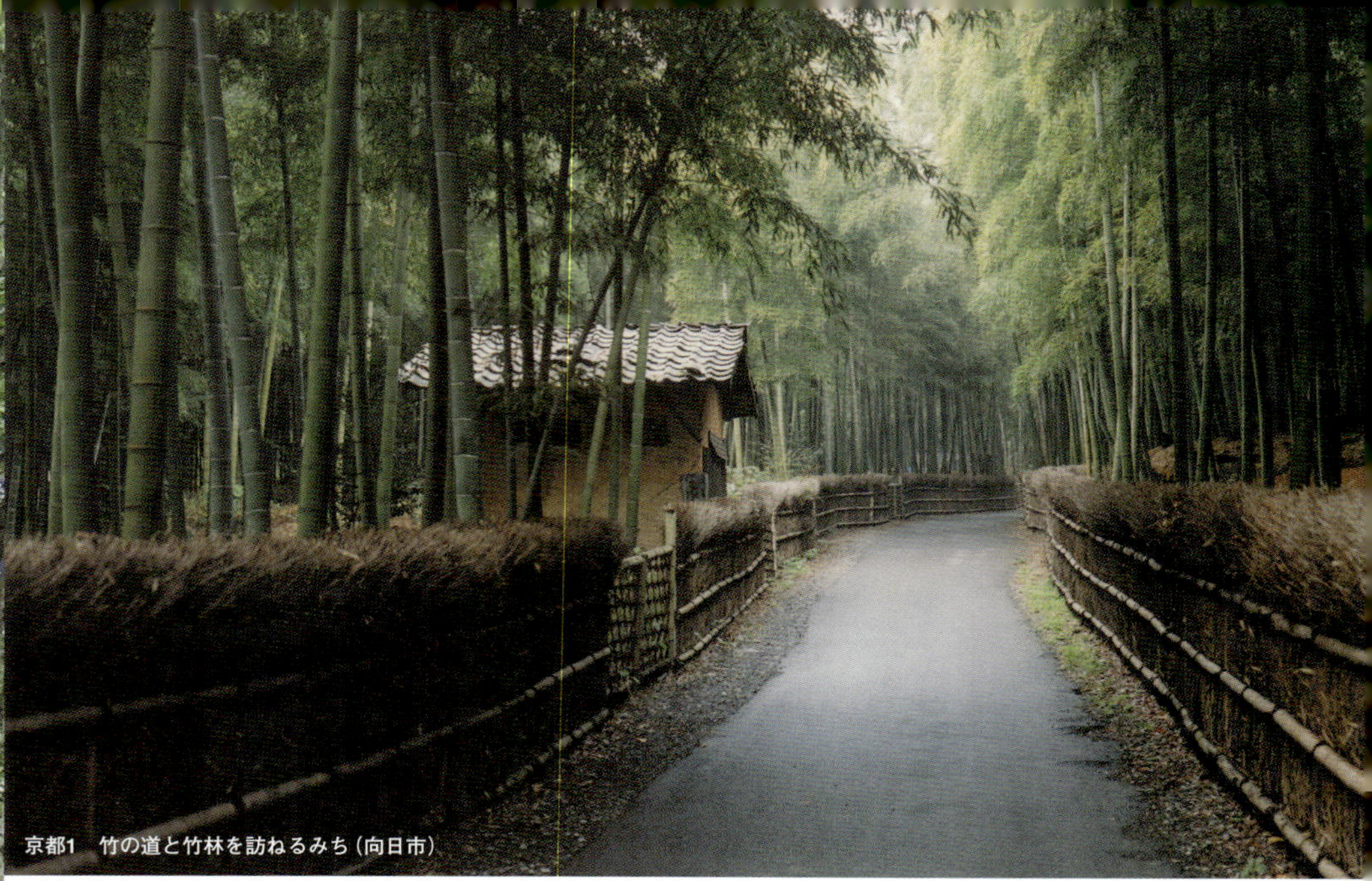

京都1　竹の道と竹林を訪ねるみち（向日市）

国有林でレクリエーションを！

国有林野のうち、人と森林とのふれあいの場として国民の保健及び休養に広く利用されることを目的に指定した森林があります。「レクリエーションの森」と呼ばれ、次のような種類や数があります。

レクリエーションの森の種類

種類	数	面積（1000ha）	代表地
自然休養林	91	105	高尾山、赤沢、屋久島
自然観察教育林	171	35	箱根、軽井沢、上高地
森林スポーツ林	568	186	摩周湖、嵐山、宮島
野外スポーツ地域	72	10	知床、八甲田、扇ノ仙
風景林	234	52	南蔵王、玉原、苗場、向坂山
風致探勝林	118	21	層雲峡、駒ヶ岳、穂高
合計	1,254	409	

参照：平成16年度林業白書　数値は平成15年4月1日現在
林野庁ホームページ　http://www.rinya.maff.go.jp/

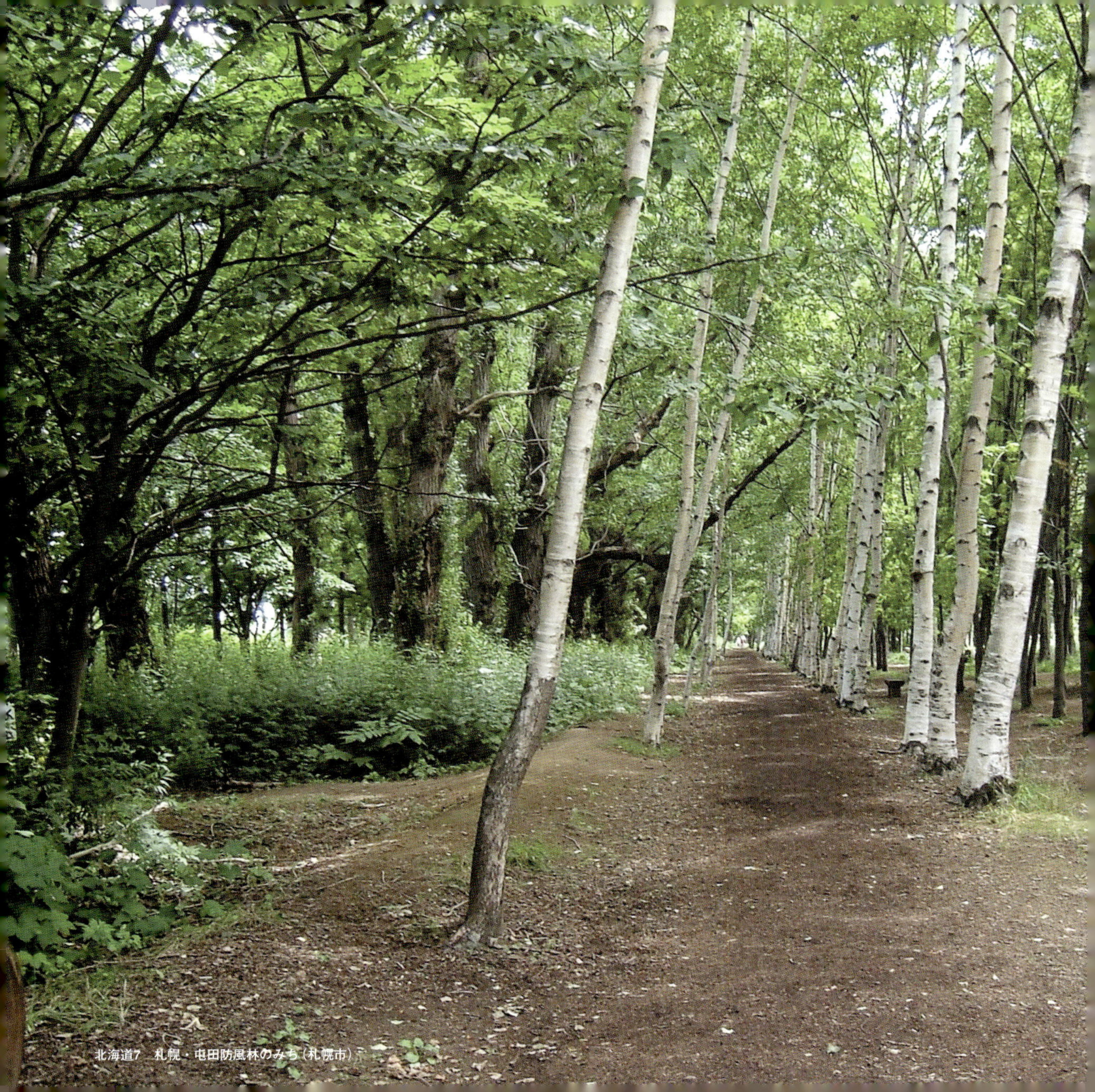

北海道7　札幌・屯田防風林のみち（札幌市）

PART3

さあ歩こう、のその前に……

ふだん着でも、今手元にある靴でも、すぐに始められるのがウォーキングのいいところ。けれども、もっと快適に歩きたい、たくさん歩いて運動効果を高めたい、できれば森や林の中も歩いてみたいと感じたら、身仕度に凝ってみるのもおすすめです。

好きなデザインの靴を選んだり、機能でウェアを選んでみると、ウォーキングがいっそう楽しくなります。

目標を持つのが好きな人は、歩数計を用意してみるのもいいでしょう。

筋肉がなまっていたり、体に不安がある人、ちょっとがんばって長時間歩いてみようという人は、出発前に軽い体操をして体を温めておくことも大切です。

★靴選びのチェックポイント★

①足の親指が靴先に当たらないか
②横幅がきつくないか
③かかと部分にクッションのよい素材が使われているか
④靴底は歩きやすい高さか（靴底が厚めのものが増えています。厚すぎてくるぶしに負担がかかっていないか、かかとが薄すぎて足が疲れないかなどをチェックします）
⑤踏みつけ部分（くつ裏の中央からつま先側）に弾力があるか

※山道を歩くときの靴は、なるべくすべりにくく、水をはじくタイプを選びます。

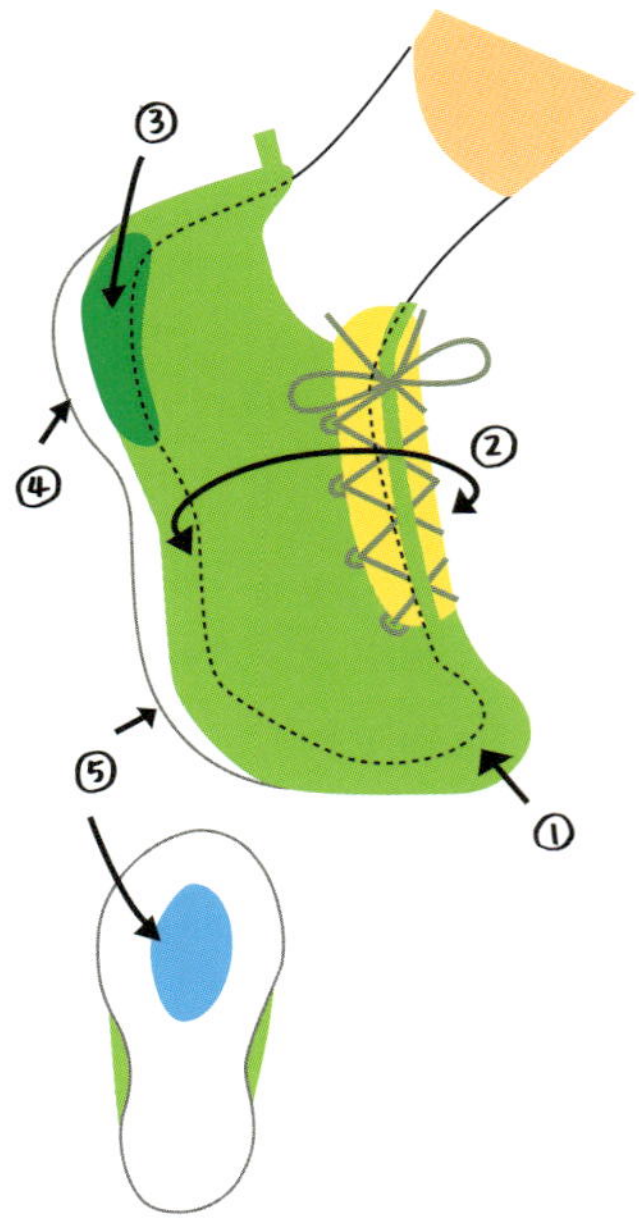

●靴の試着

靴を試着する場合は、午前中よりも足がむくみがちな午後、必ず運動に適した厚めの靴下を履いて行います。なるべく複数の靴を履いてみて、店内を歩き、フィット感を確かめましょう。

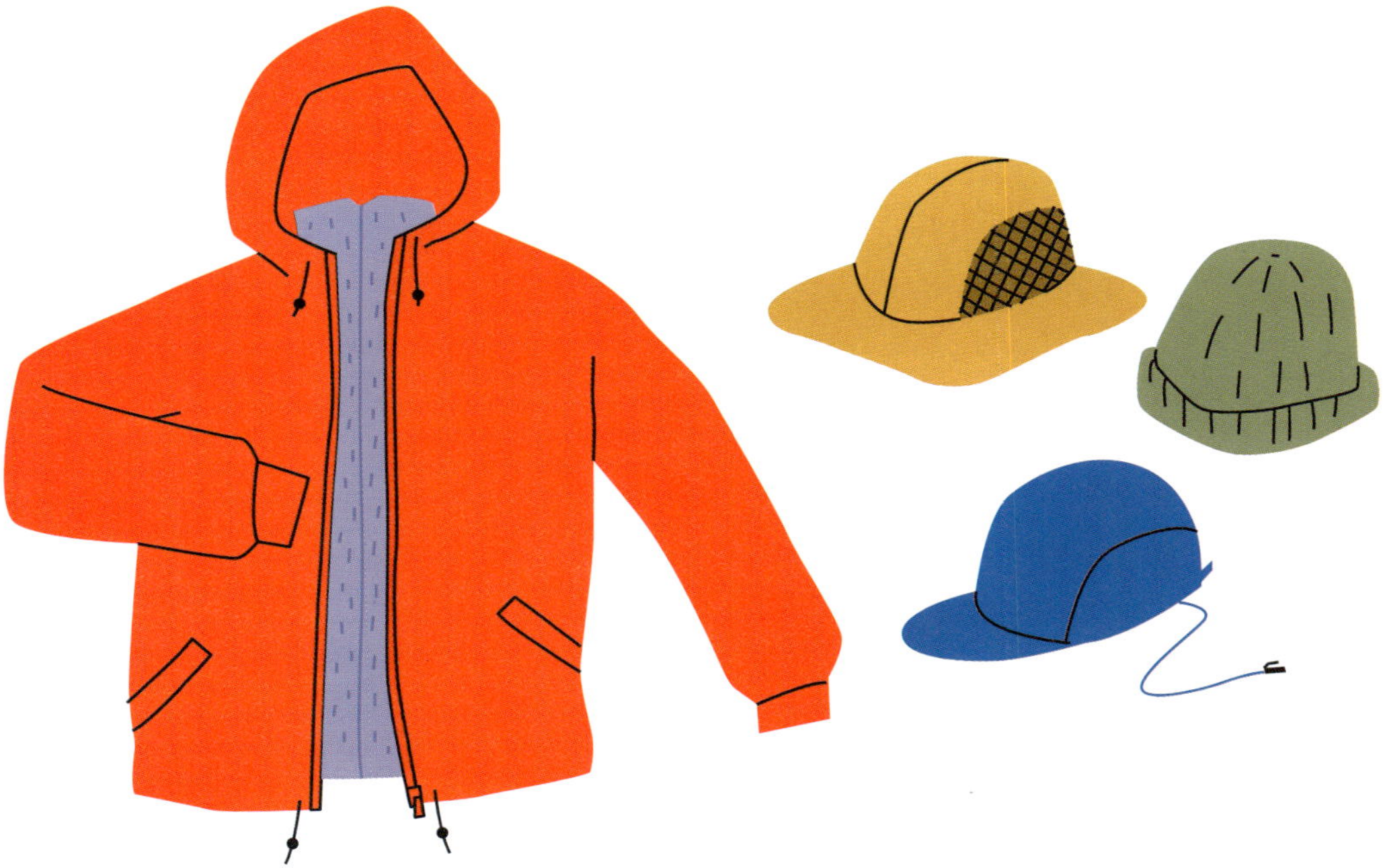

●帽子の選び方

体温の約40％は頭部から失われるといわれています。冬はウールなど保温性の高い素材で体温のキープを心がけましょう。反対に夏は強い日差しをさえぎり、熱のこもりにくいものを選びます。メッシュ素材や綿、麻などのもので、つばが広めのものがおすすめです。

●保温性下着やウィンドブレーカーがおすすめ

衣類は、体温調整をしやすいよう薄手のものを重ねて着用します。とくに下着は、ウォーキングをすると冬でも汗をかくため吸汗性や保温性がよいものを選びましょう。

また、服が厚くなりすぎると歩きにくくなるので、軽くて風を通さず、水をはじく、ウィンドブレーカーのようなものが便利です。

歩き出す前の準備体操はしっかりと！

せっかく気持ちよく歩いても、翌日、足が痛んだり、体のふしぶしが筋肉痛になるようなことはなるべく避けたいものです。そのためにはまず、歩きだす前に軽く体操をして、筋肉をよくほぐしておきましょう。

全身運動のウォーキングでは、思わぬ筋肉を使っていますから、足首から、ふくらはぎ、ひざ、ももなど足全体のほか、腰や肩を回したり、背中を伸ばすなどの体操も大切です。

ここで紹介するストレッチは、開始前のウォーミングアップのほか、歩いた後のクールダウンにもぴったりです。筋肉の熱をゆっくり下げると、翌日の体がぐっと楽になります。

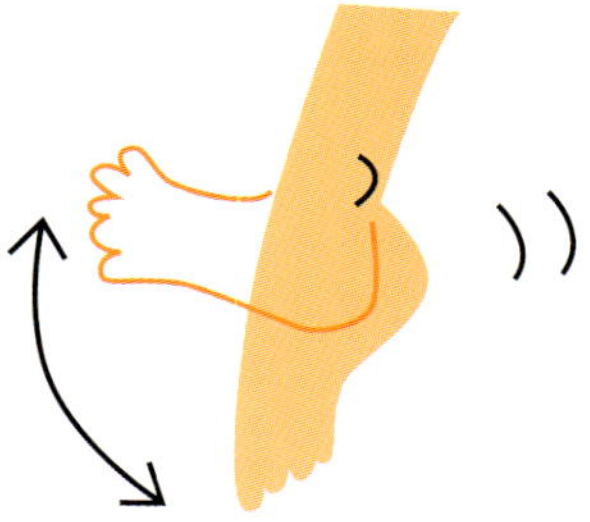

①つま先を上下に動かす

片足を浮かせて前方に出し、つま先を5〜6回上下させます。下腿三頭筋《カタイサントウキン》をほぐし足首を柔軟にします。

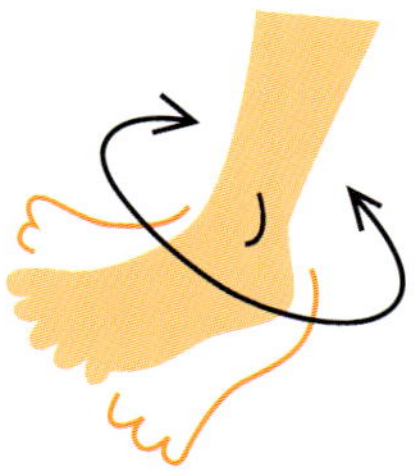

②足首をまわす

片足を浮かせて前方に出し、つま先で5〜6回円を描きます。足首の関節をやわらかくします。

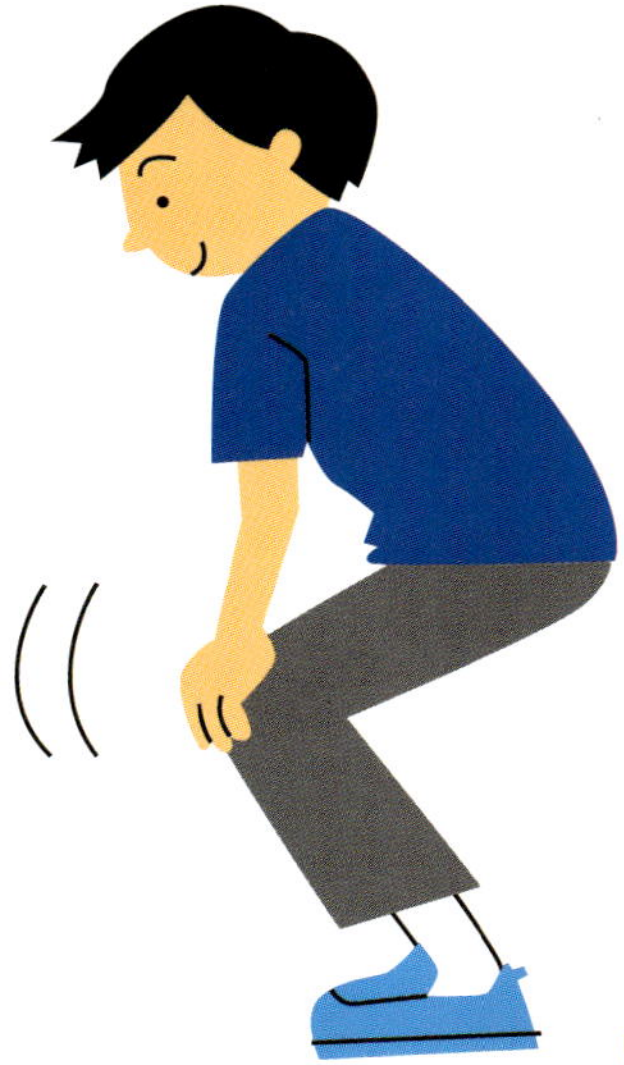

④ひざの屈伸

両足を閉じて立ち、ひざに手を置き上体を前傾させます。そのままひざを曲げ伸ばしします。ひざの関節をやわらかくし、下腿三頭筋や大腿四頭筋《ダイタイヨントウキン》をほぐします。

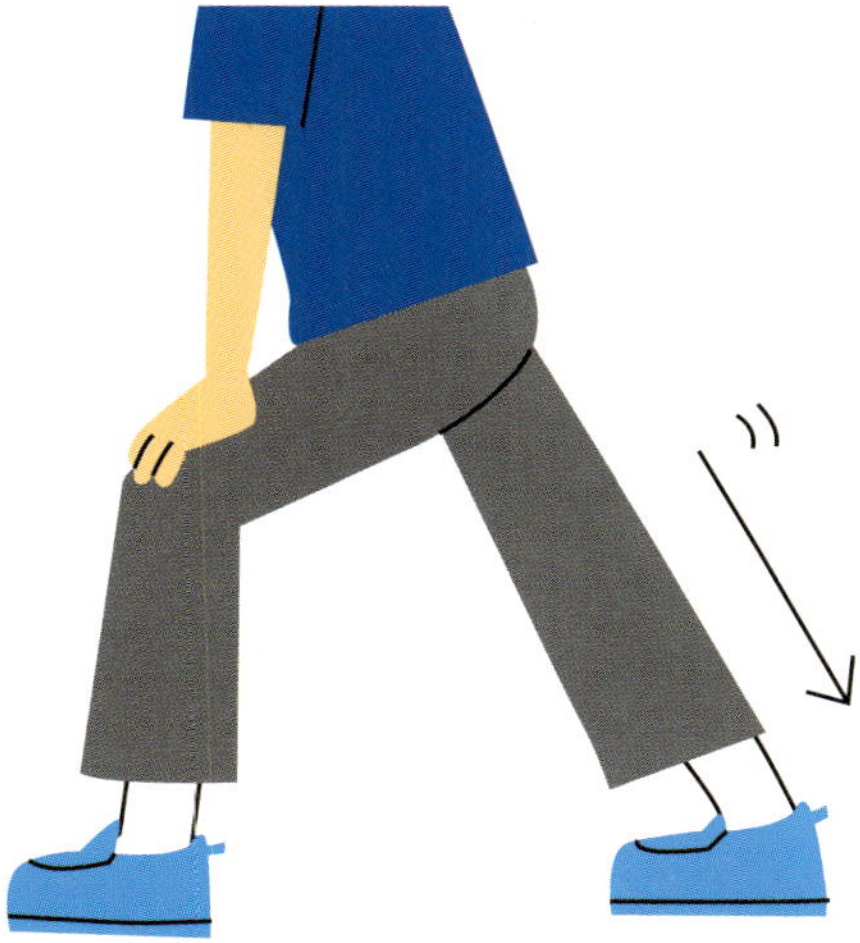

③アキレス腱を伸ばす

足を前後に大きく開いて立ちます。前に出した足のひざを直角に曲げ、上体を前傾させて両手を置きます。後ろに伸ばした足は、ふくらはぎを伸ばしてかかとを地面につけます。おもに大殿筋《ダイデンキン》や大腿二頭筋《ダイタイニトウキン》をほぐします。

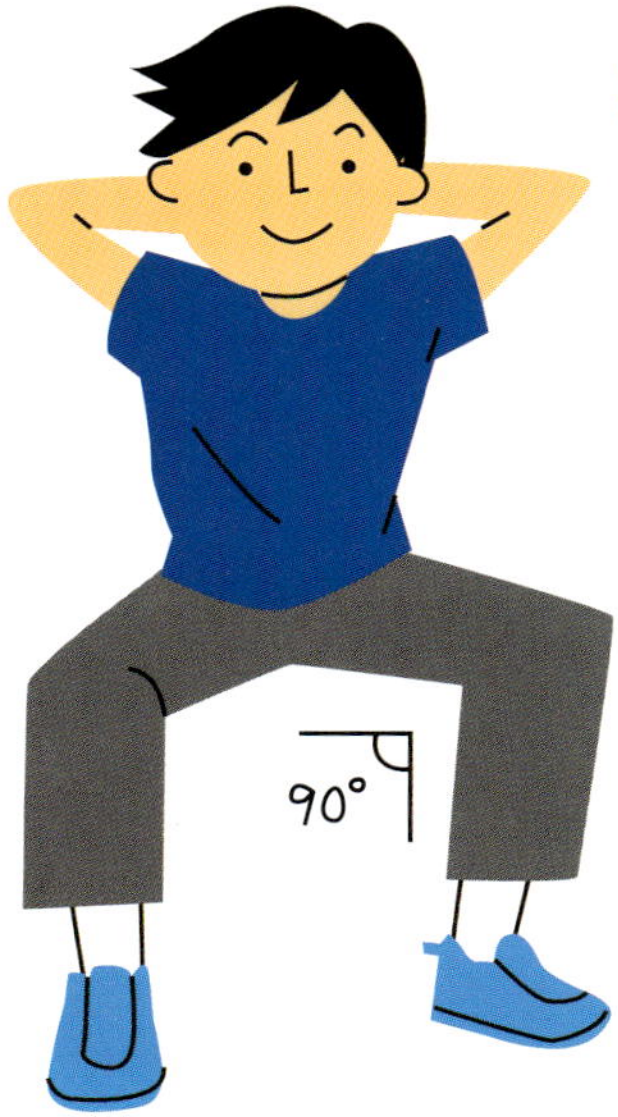

⑤足の屈伸

足を肩幅より広めに開き、手を頭の後ろで組みます。かかとは地面につけたまま、ゆっくりと、ひざが直角になるくらいまで腰を落とします。その姿勢で10数えます。おもに大腿四頭筋や大殿筋を鍛えます。

⑥太ももの前を伸ばす

右わきを地面につけるようにして横になり、体をまっすぐに伸ばします。ももの筋肉が伸びるように左手で左足首をつかみ、尻のほうに引きつけ、その姿勢で10数えます。この体操は片足立ちの姿勢でもできます。おもに大腿四頭筋をほぐします。

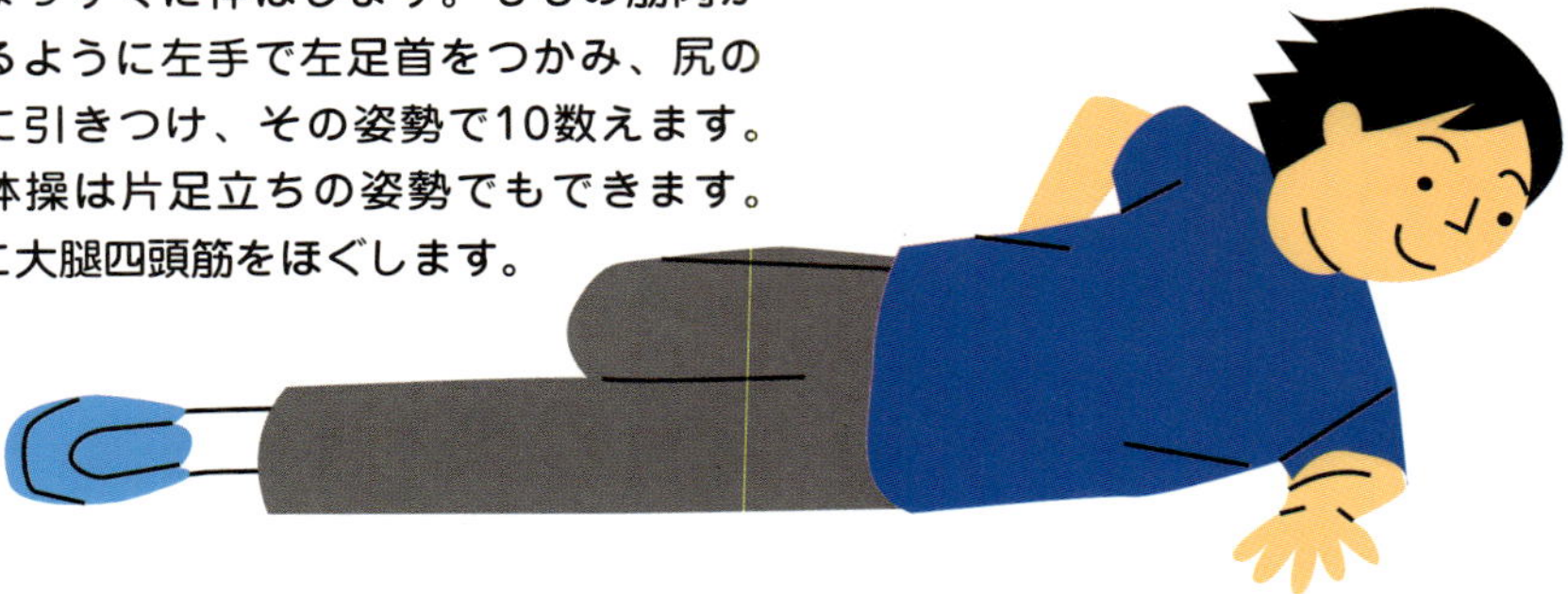

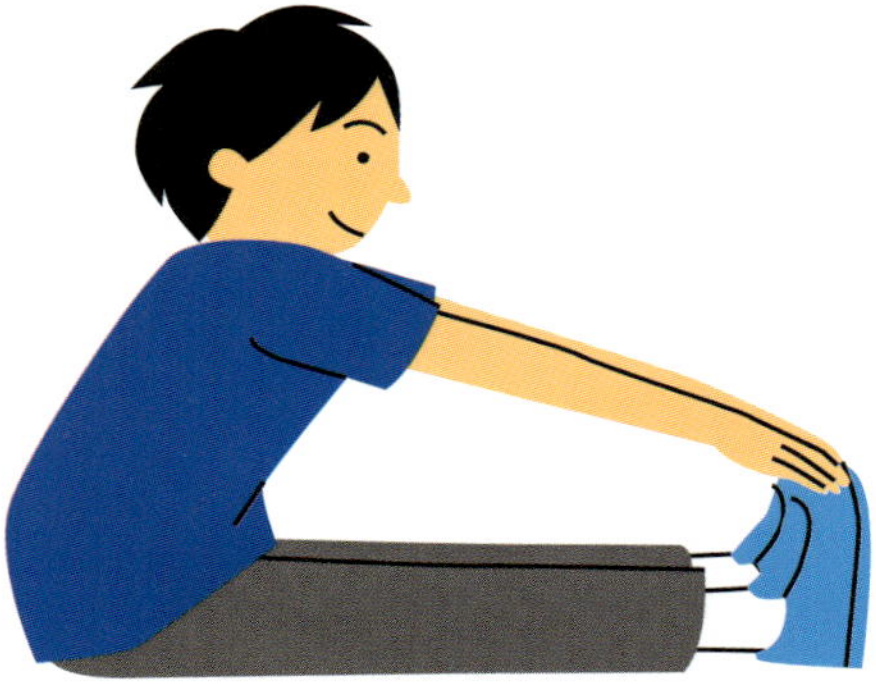

⑦太ももの後ろを伸ばす

両足を伸ばして座り、手を伸ばしてつま先をさわります。そのまま10数えます。おもに腓腹筋《ヒフクキン》や脊柱起立筋《セキチュウキリツキン》をほぐします。

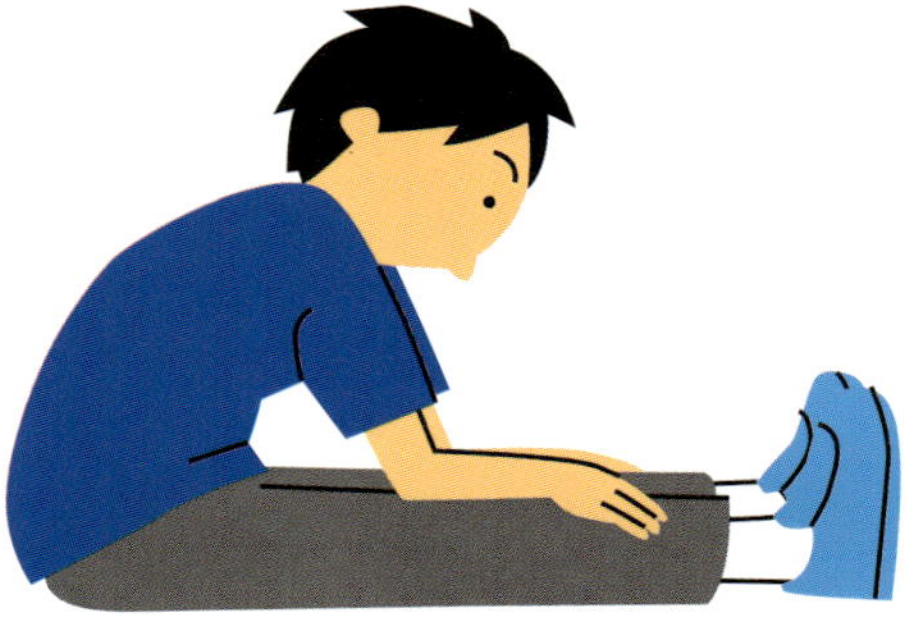

⑧背中や腰の奥の筋肉を鍛える

足首をつかみ、ひざを曲げずにそのまま前屈します。止まったところで10数えます。おもに腓腹筋や脊柱起立筋をほぐします。

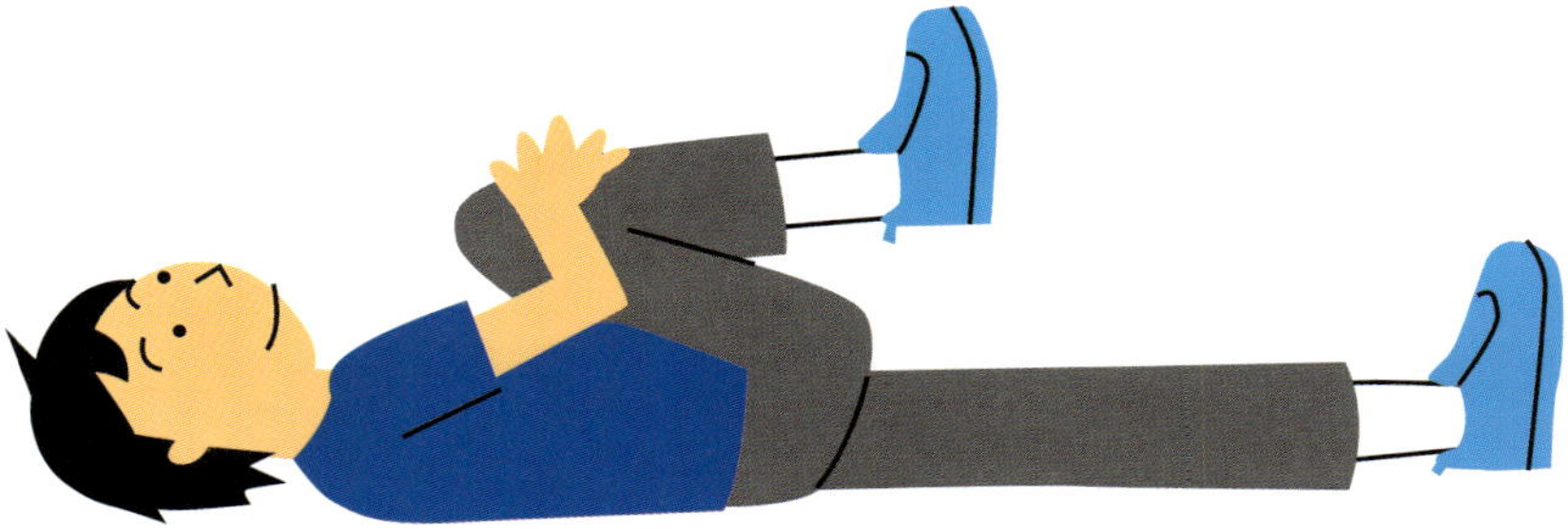

⑨腰の柔軟性を高める

地面に仰向けになって両手で片方のひざをかかえ、胸のほうに引きつけます。おもに腸腰筋《チョウヨウキン》や大殿筋をほぐします。

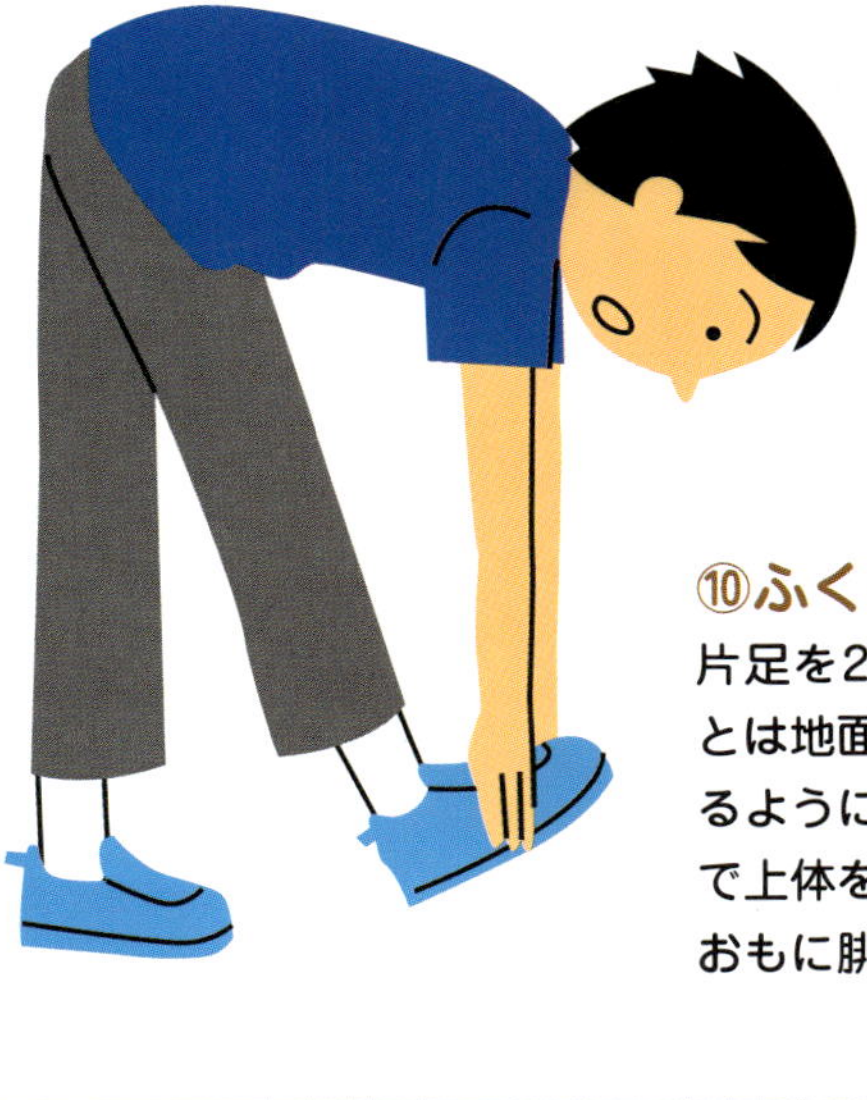

⑩ふくらはぎを伸ばす

片足を20センチ程度前に出します。かかとは地面につけたまま、ふくらはぎが伸びるようにつま先を上げます。足はそのままで上体を前傾させ、手を地面に伸ばします。おもに腓腹筋やヒラメ筋をほぐします。

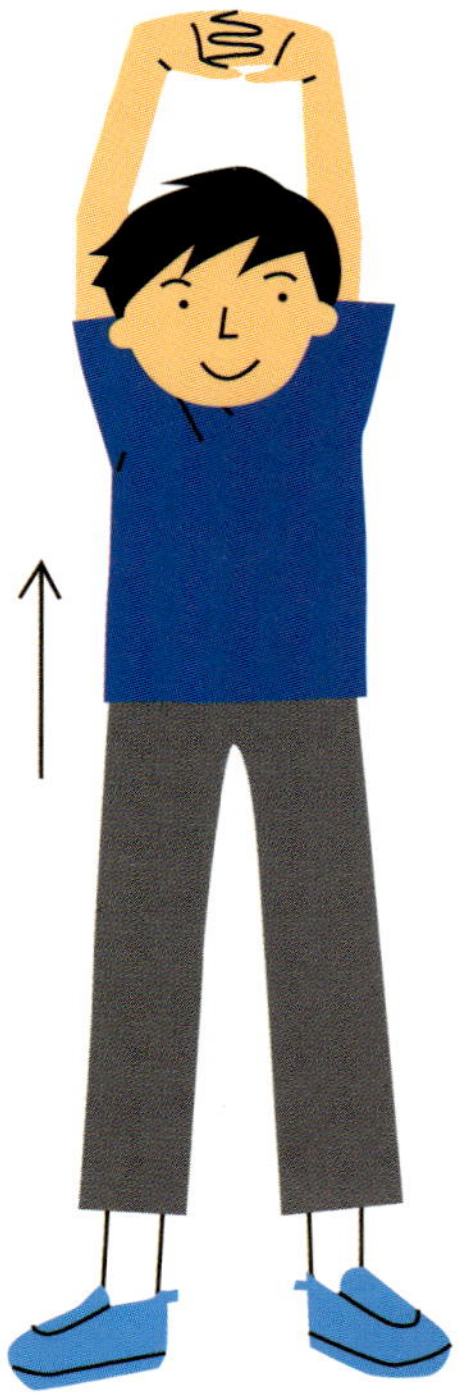

⑪背伸び

足を肩幅より広めに開いて立ちます。手を頭の上に伸ばし、手のひらを上向きにして組みます。そのまま上に引っ張るように手を伸ばします。おもに上腕三頭筋《ジョウワンサントウキン》や外腹斜筋《ガイフクシャキン》、内腹斜筋《ナイフクシャキン》をやわらかくします。

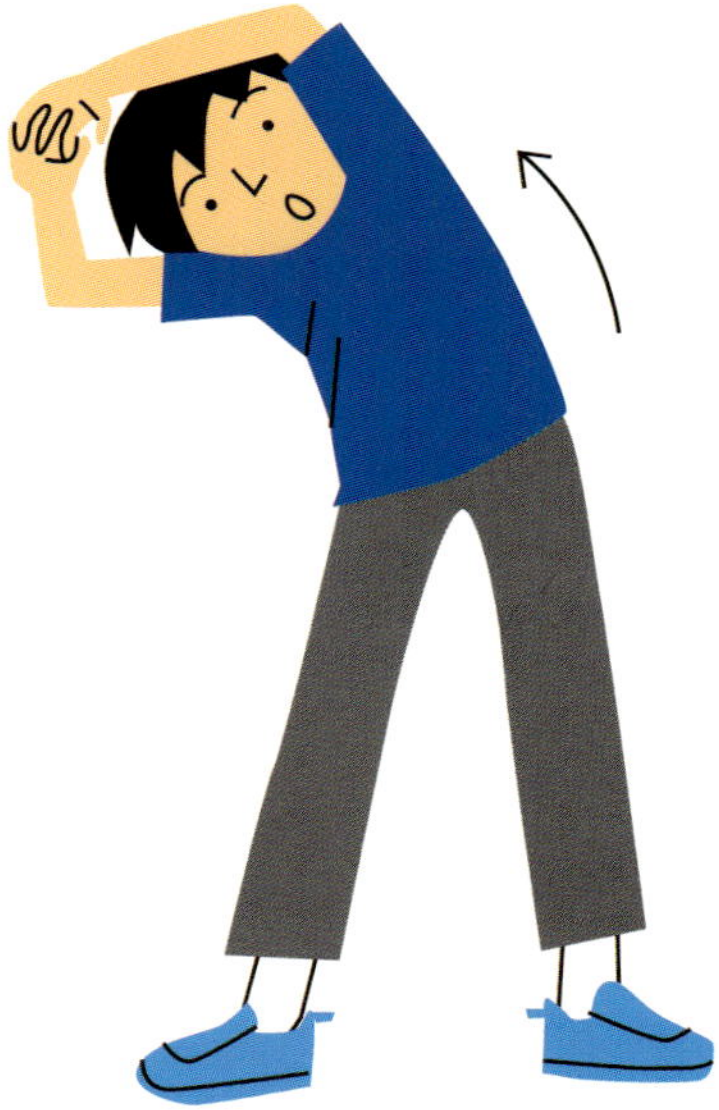

⑫体側伸ばし

背伸びの姿勢から、体を横向きに倒し、体側を伸ばします。外腹斜筋、内腹斜筋をほぐします。

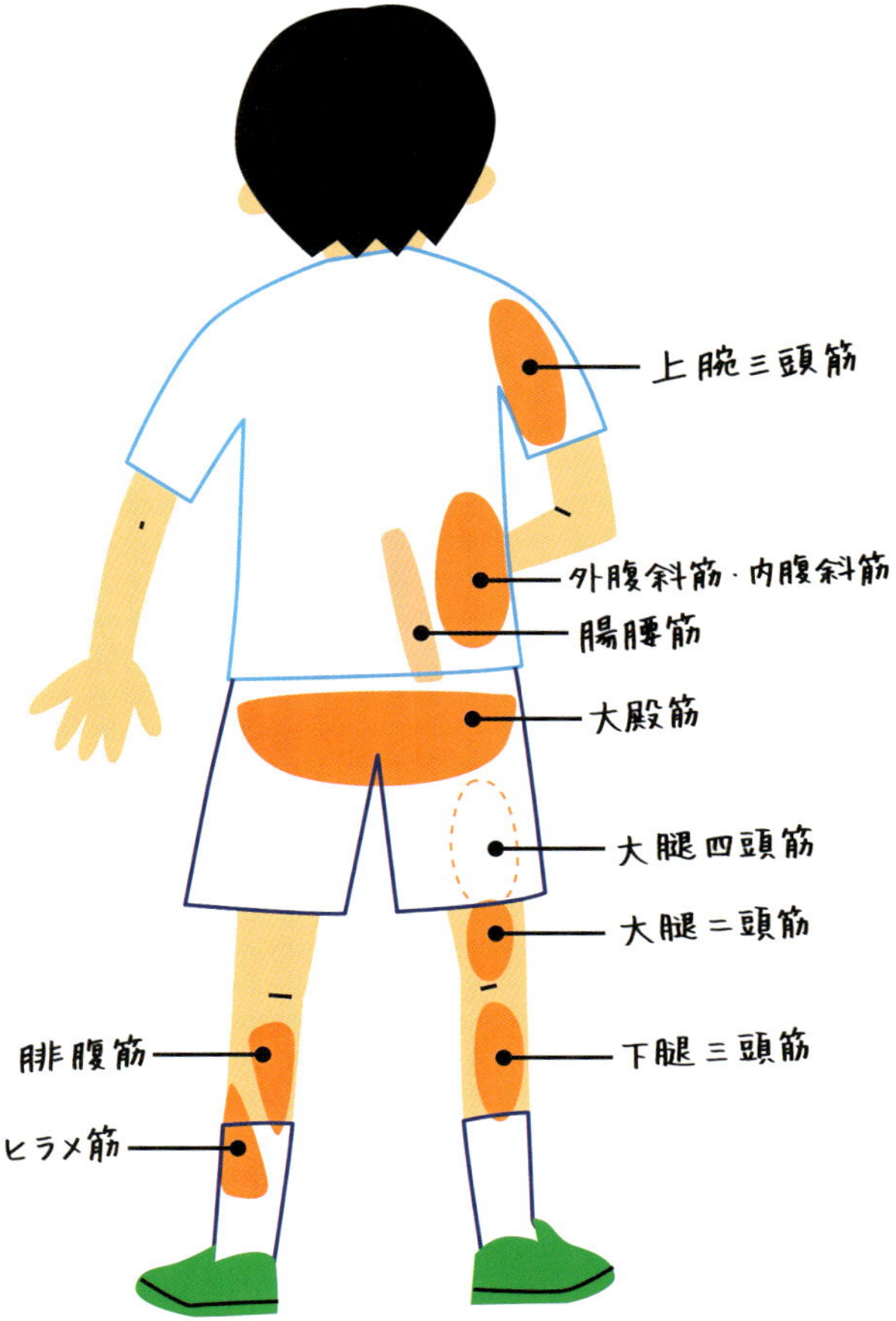

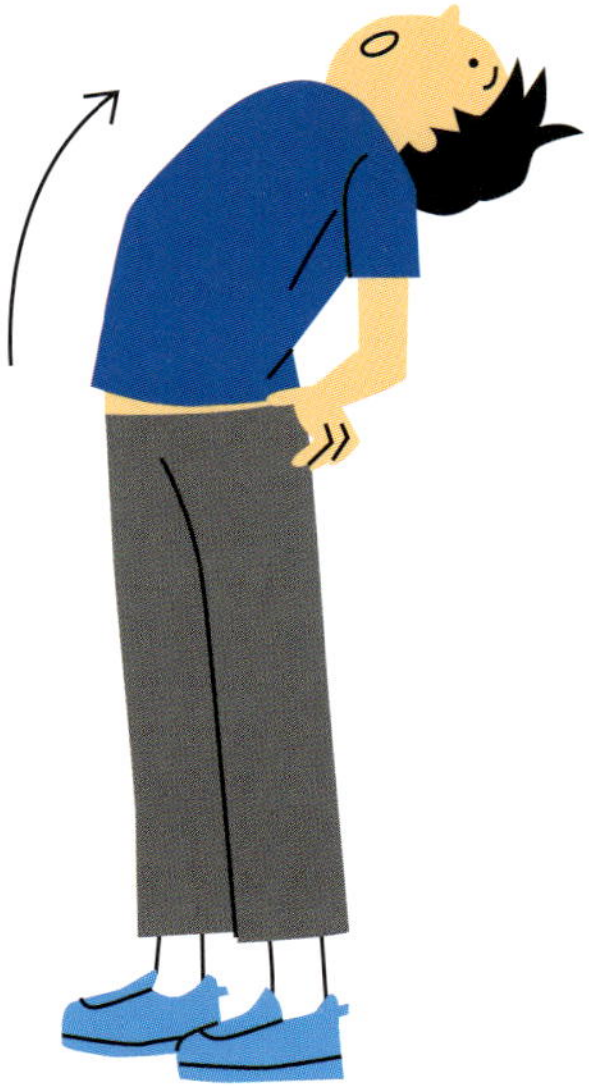

⑬前後伸ばし

足を肩幅より広めに開いて立ち、腰に手を置きます。そのままゆっくり、上体を前後に倒します。また、腰を回すように上体で円を描きます。腸腰筋や外腹斜筋、内腹斜筋をほぐします。

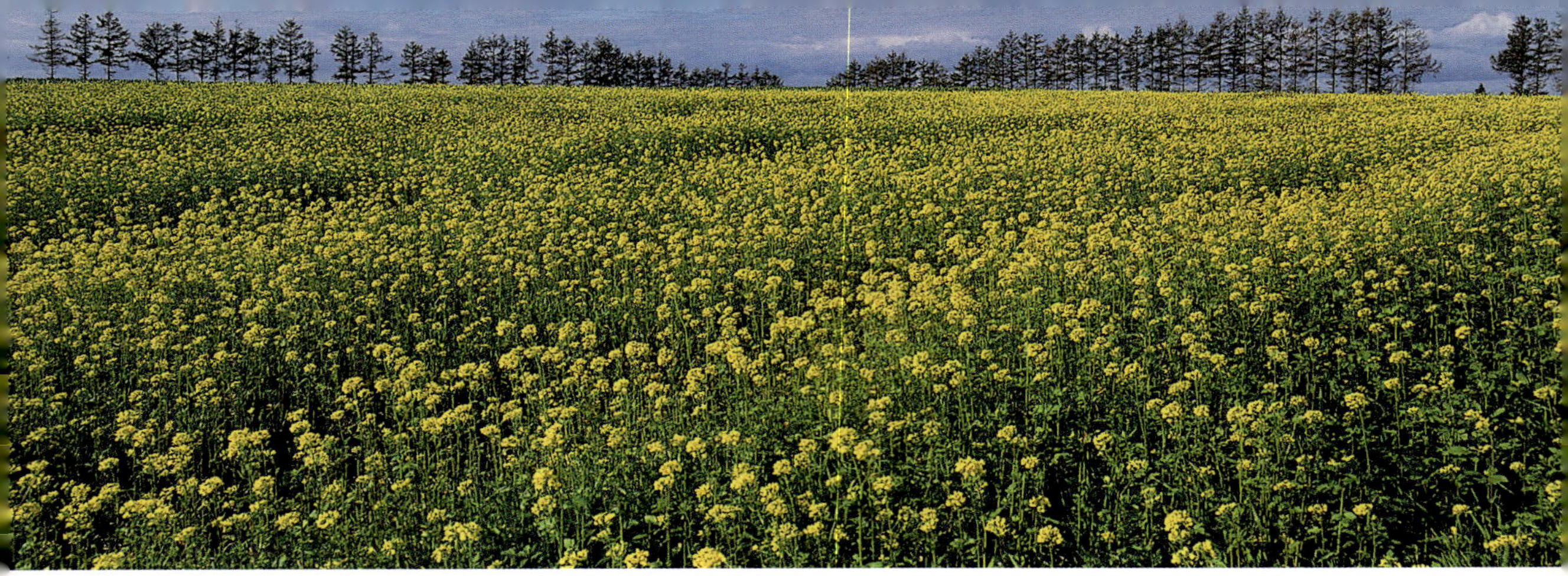

北海道14　四季彩り・感動の径（網走市）

楽しく歩くための ワンポイントアドバイス

歩き方によって、筋肉をつけたり、反射神経を鍛えたり、心臓や肺など体の組織を強くしたり、さまざまな効果が期待できるのがウォーキングの魅力。もうひとつの大きな効果が、歩き方による心理効果です。

いい姿勢でまっすぐに歩くと気持ちも前向きになってきます。大きく手を振ると気力が湧いて活動的になれそうです。フォームばかり気にすることはありませんが、きれいに胸を張って歩くことも、ウォーキングを楽しむひとつの方法です。

前向きな性格になる!? 理想の全身フォーム

・あごは引き気味に
・頭を揺らさない
・目線はまっすぐ15ｍ前を見る
・背筋はピンと伸ばして、上体はやや前傾
・へそを持ち上げる感じで、腹を引き締める
・ひざは伸ばして前に踏み出す

歩き方を変えると性格も変わる!?

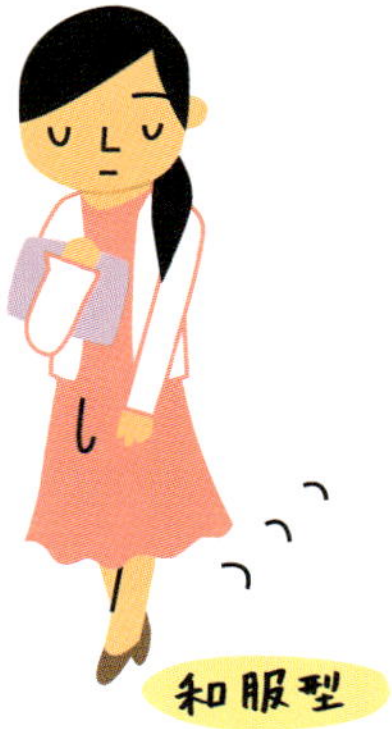

内股で歩幅が小さく、うつむきがちに歩く**和服型**は、性格が内向的になりやすく、血液循環の衰えによる冷え症や更年期障害が心配です。

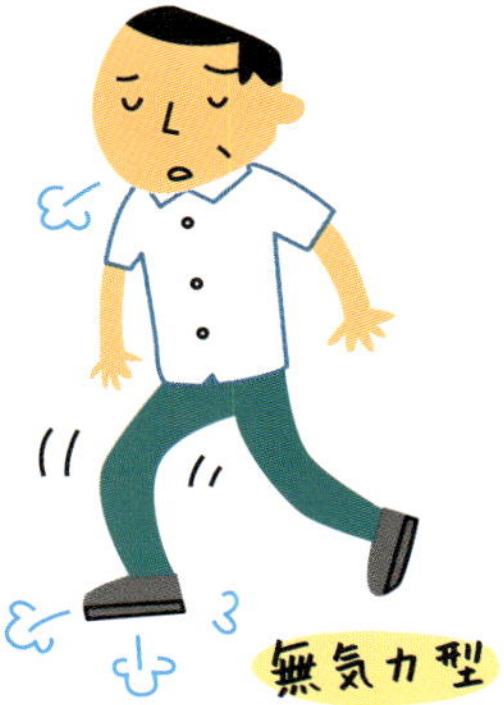

足の裏全体を地面につけるペタペタ歩きが特徴の**無気力型**は、振動が内臓に直接伝わってしまうため、内臓を傷めがちで、成人病の原因をつくります。

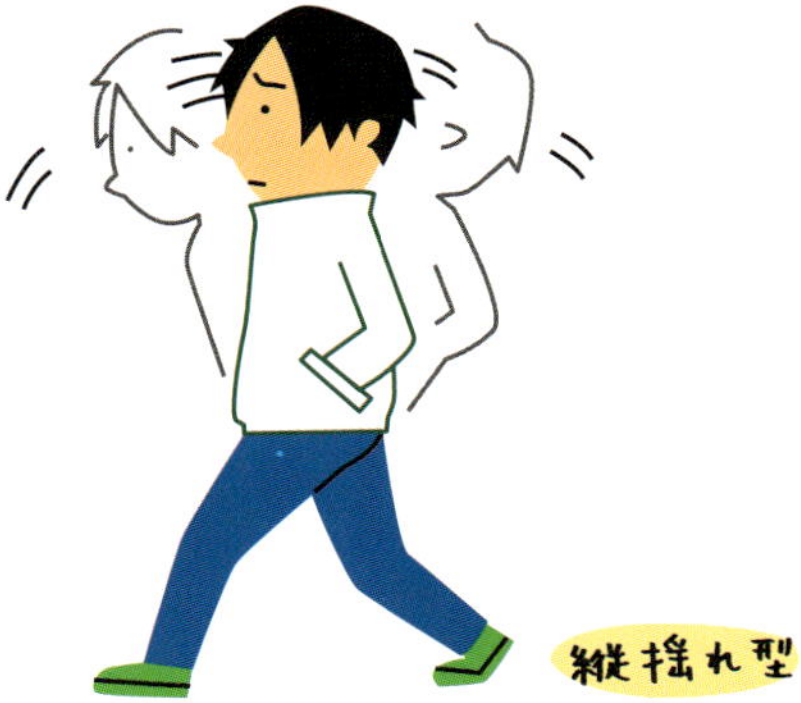

神経症気味の人に見られる**縦揺れ型**は、上半身が揺れて効率が悪い歩き方です。気持ちに余裕が持ちにくく、内臓を圧迫し、胃腸や肝臓に負担をかけます。

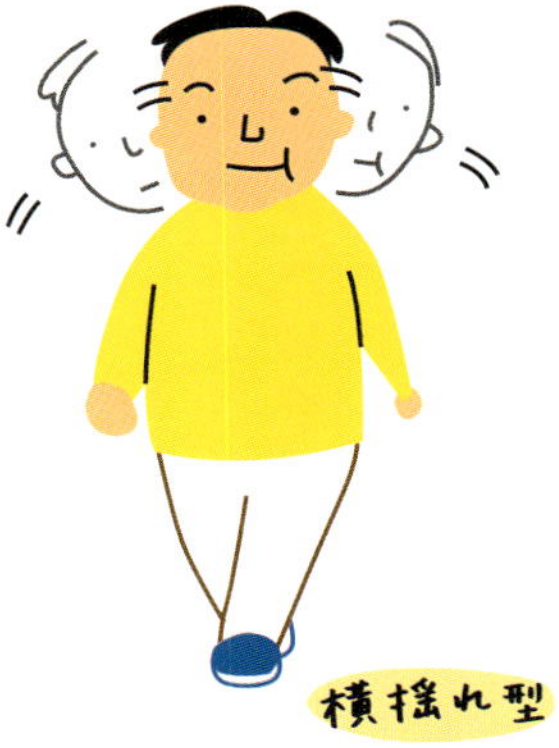

太り気味の人に多い**横揺れ型**は、体の揺れすぎで股関節やひざに負担がかかります。のんびり、大らか、大ざっぱな性格の人にしばしば見られます。

スタミナアップを図りたい人におすすめ！

●筋力をつける歩き方

手のひらは、親指を内側に折り他の４本の指で強く握ります。

歩幅は意識的に大きく保ち、速い速度で歩きます。踏み込む感じをイメージしながら、ひじは90度に曲げ、腕を前後に大きく振り上げ、弾みをつけます。

※余裕があれば、腰を左右にひねる大きな動作も取り入れます。

※ 大きな腕振りは、歩幅と速度をアップさせます。無理して大きく早く振ると、歩くスピードが、分速110メートル以上（一般的な成人の速度は1分間に60メートル程度）にもなることがあるため、高齢者や心臓に不安のある人には向きません。ゆっくりとした動作を心がけてください。

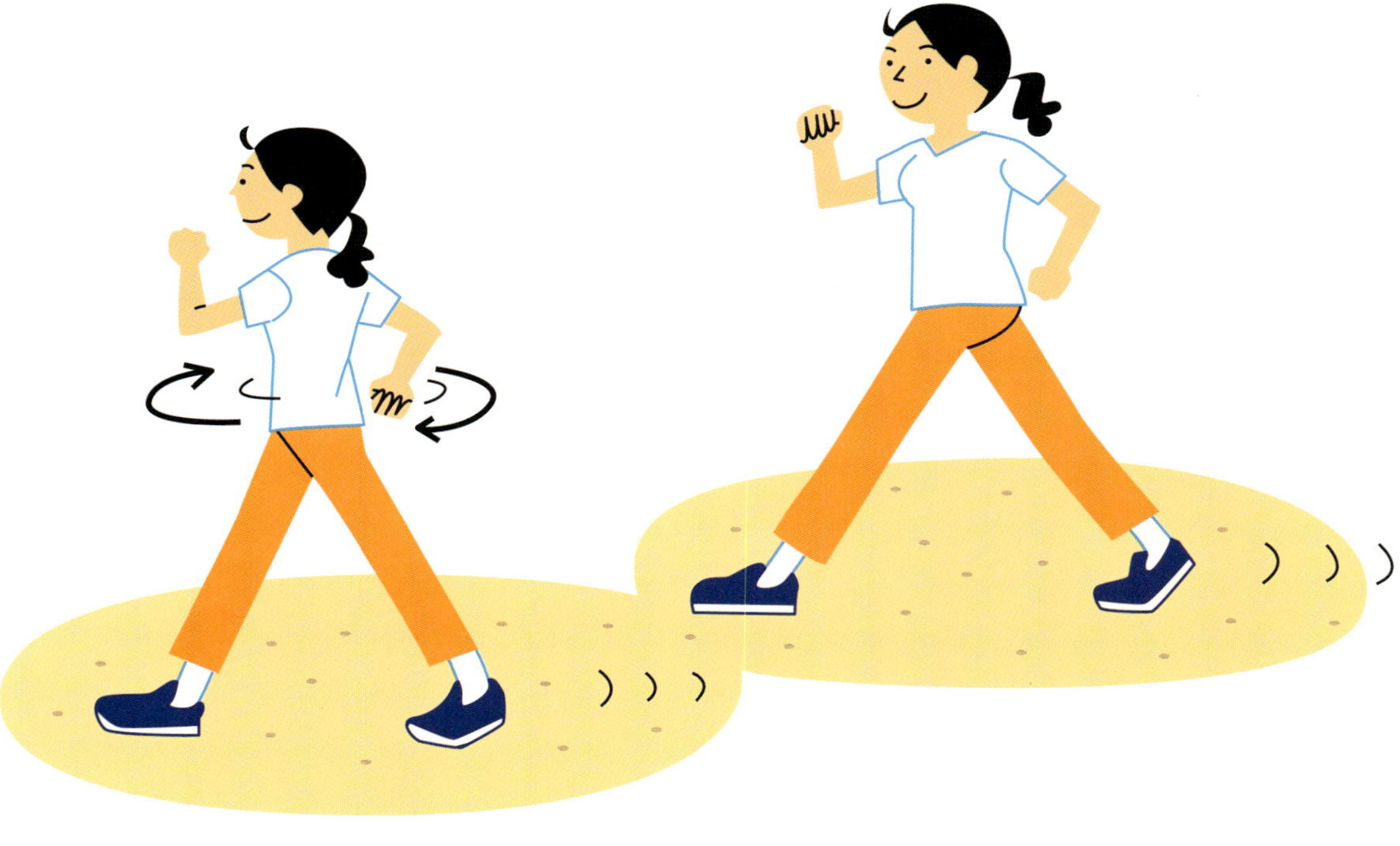

●持久力をつける歩き方

持久力に必要なのは高い心肺機能。

心肺機能を高めるためには、意識的に深く大きく息を吸ったりはいたりしながら、ゆっくりでもできるだけ長時間歩き続けることが大切です。

歩く距離や時間は、毎日少しずつ伸ばしていきましょう。

しっかり運動効果を得たいひとの理想のウォーキングフォーム

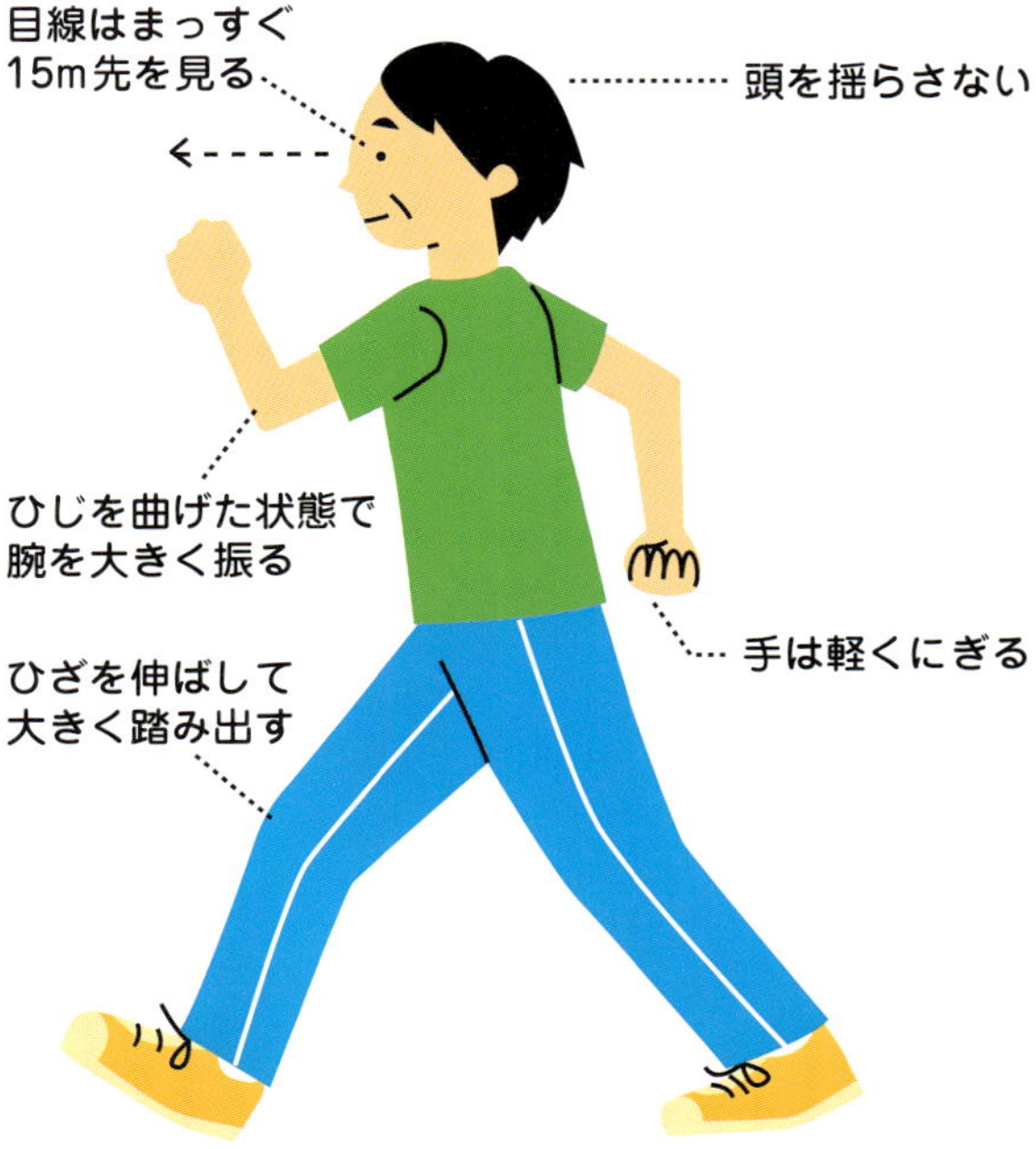
目線はまっすぐ
15m先を見る
頭を揺らさない
ひじを曲げた状態で
腕を大きく振る
手は軽くにぎる
ひざを伸ばして
大きく踏み出す

基礎体力をキープしたい人におすすめ！

●体の柔軟性をつけるには

加齢や常に同じ姿勢でいることで筋肉は衰え、体の柔軟性が失われます。

たとえば、いつも同じ手でカバンを持っている人、同じ作業を続けている人は、持つ手を変えたり適度に体を動かすよう心がけたいものです。とくに長時間座りっぱなしの人は、できるだけまめに歩くよう心がけましょう。

●調整力をつけるには

調整力とは、敏捷性や平衡性を保ち、体を自分の思い通りに動かす力のこと。ウォーキングは神経のはたらきを正常化させるため、運動を継続していると調整力を鍛えることができます。

とくにふつうに歩いていてもつまづいたり転んだりしがちな人におすすめです。

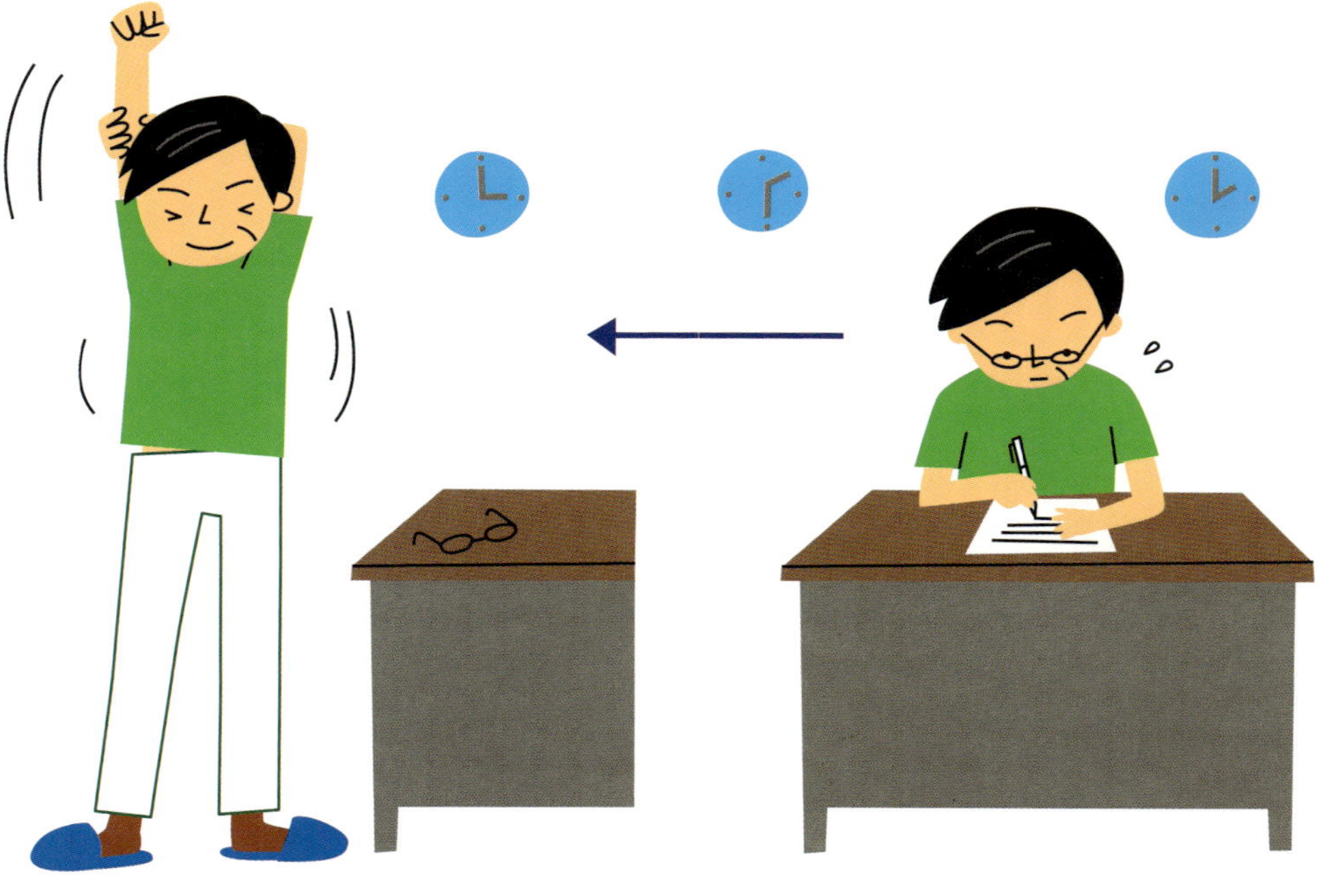

★こんな歩き方に挑戦を！

平衡感覚を鍛えるつま先歩き

　つま先に力を入れ、足の指で地面をつかむ感じをイメージして歩きます。この歩き方は、足の筋肉が強化されるほか、平衡感覚を養います。また、脳に刺激を送り神経のはたらきをよくするといわれています。

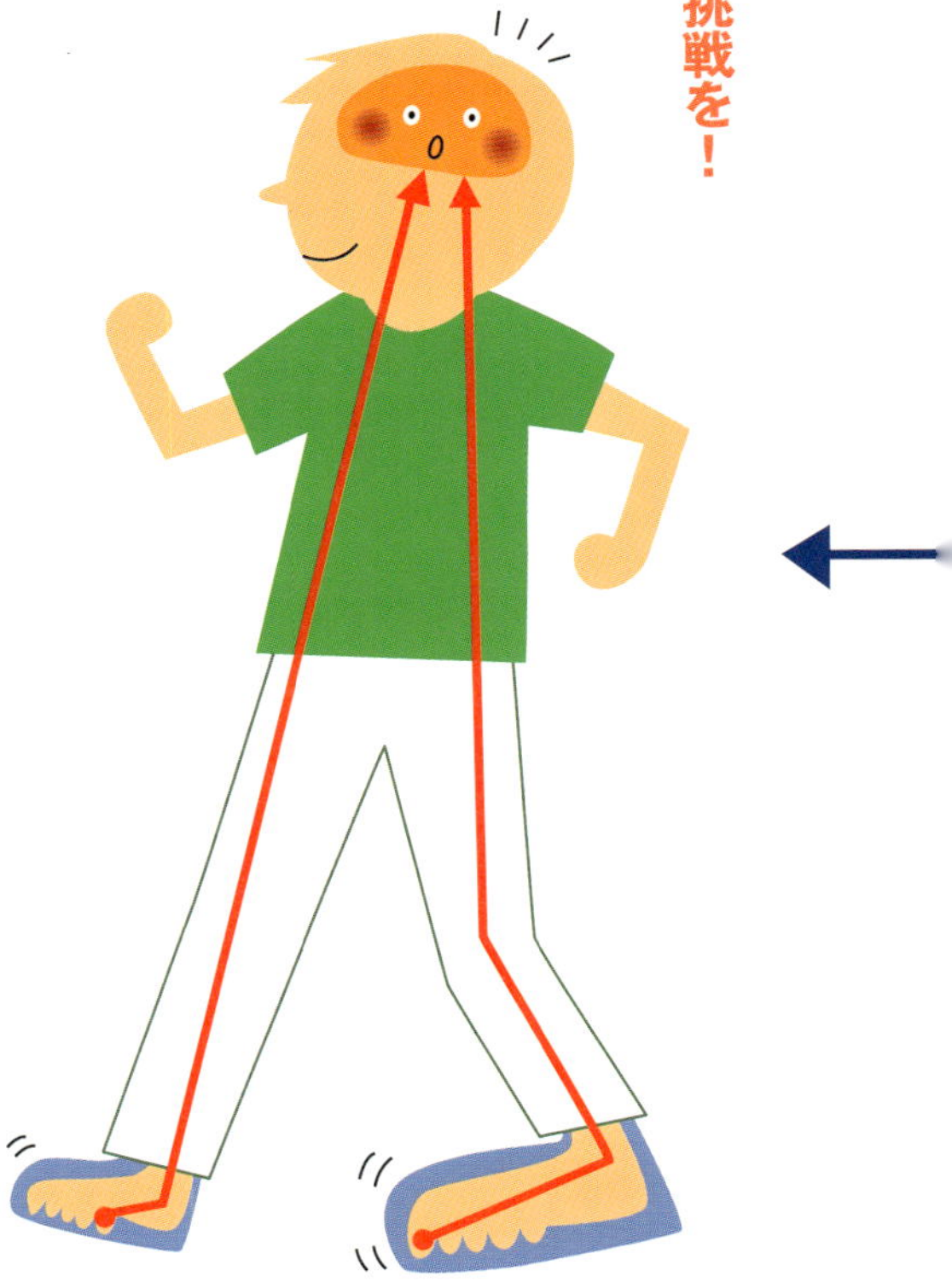

敏捷性を高める後歩き＆ジグザグ歩き

　後ろ向きに歩いたり、ジグザグに歩くなどの動きを取り入れると、ふだん使わない筋肉が鍛えられ、敏捷性が高まります。

　こうした歩き方をするときは、ひざに弾力を持たせ、肩や腰をリラックスさせて、柔軟な動作を心がけます。

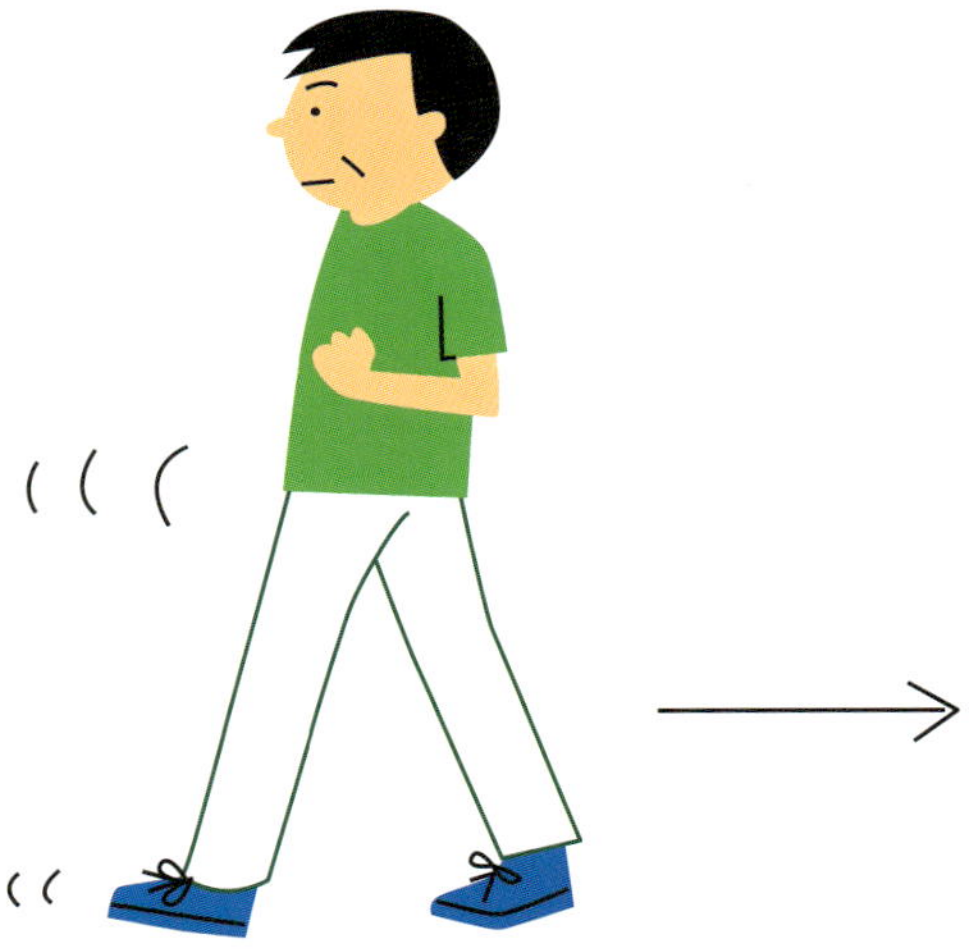

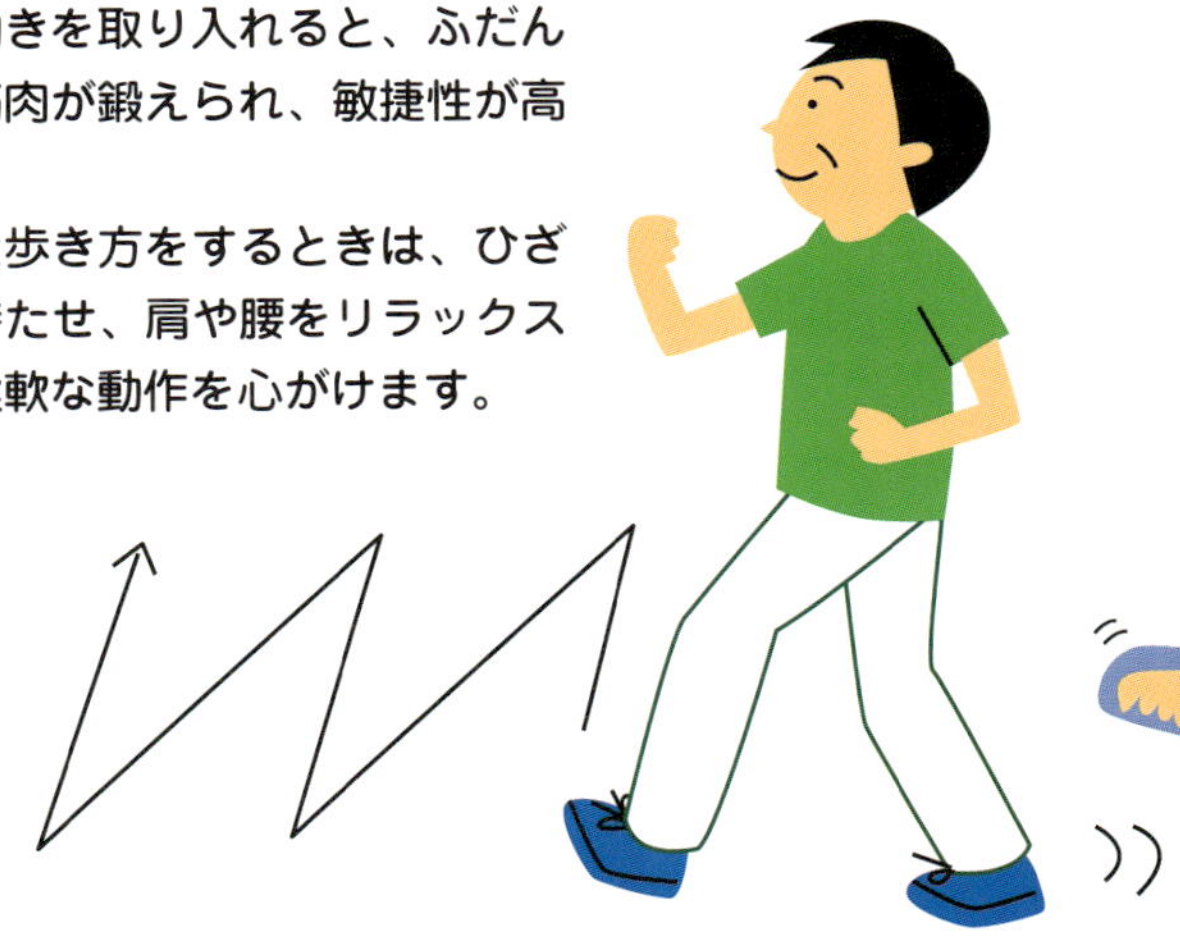

疲れ知らずになれる体重移動術とは？

歩幅は狭すぎても広過ぎても歩きにくいもの。一歩の歩幅は身長の半分以下を目安に、同じ歩幅をリズミカルに繰り返します。足の上げ下げは地面から15～30センチくらいの高さまで。すり足のように足が上がっていない歩き方は、運動効果が半減してしまいます。

なるべく疲れを減らして長く歩き続けるためのポイントは、体重の移動。「ローリング歩行」では、足の裏に円を描くようなイメージで体重を移動させます。

かかとで着地→かかとから足の外側、小指の付け根へと重心を移動する→小指の付け根から親指の付け根へ体重を移動させる→親指の付け根から親指に移動して踏み切る、という具合です。

ローリング歩行で注意することは、かかとから着地しても、次にいきなり足の裏全面を地面につけないこと。スピードが遅くなるうえに疲れやすくなります。

かかとから着地後は、最後の親指まで体重を移動します。小指までの体重移動で踏み出してしまうと、すぐ疲れるばかりか、足や腰を傷める場合があります。

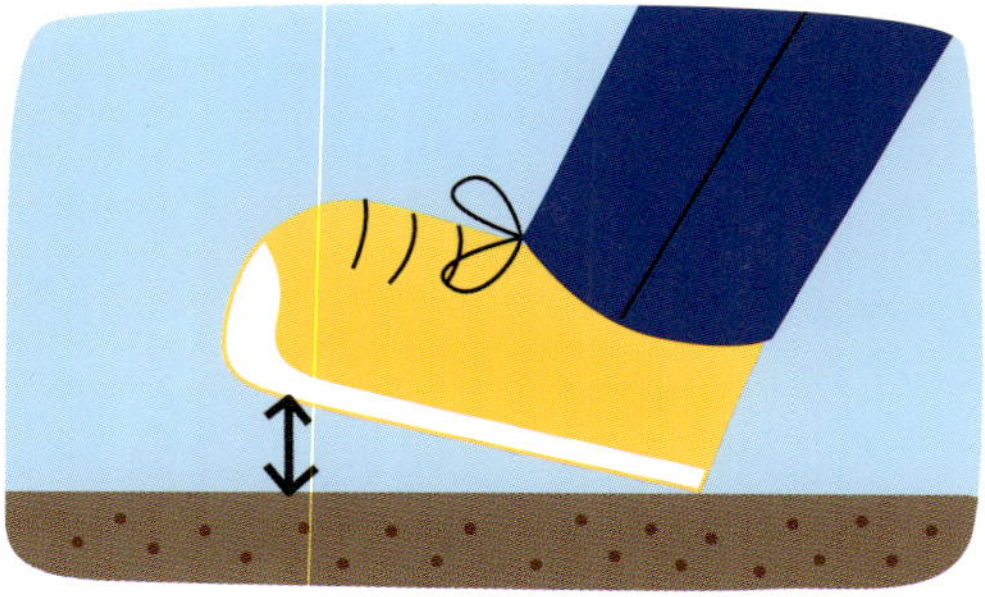

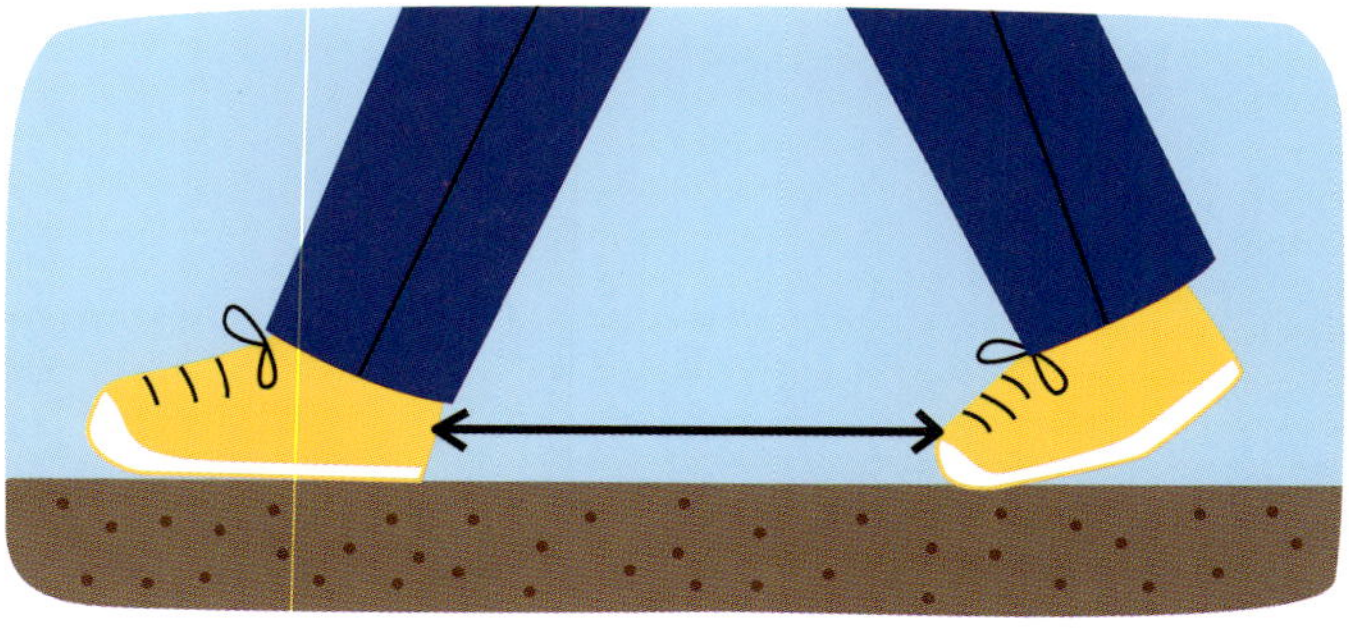

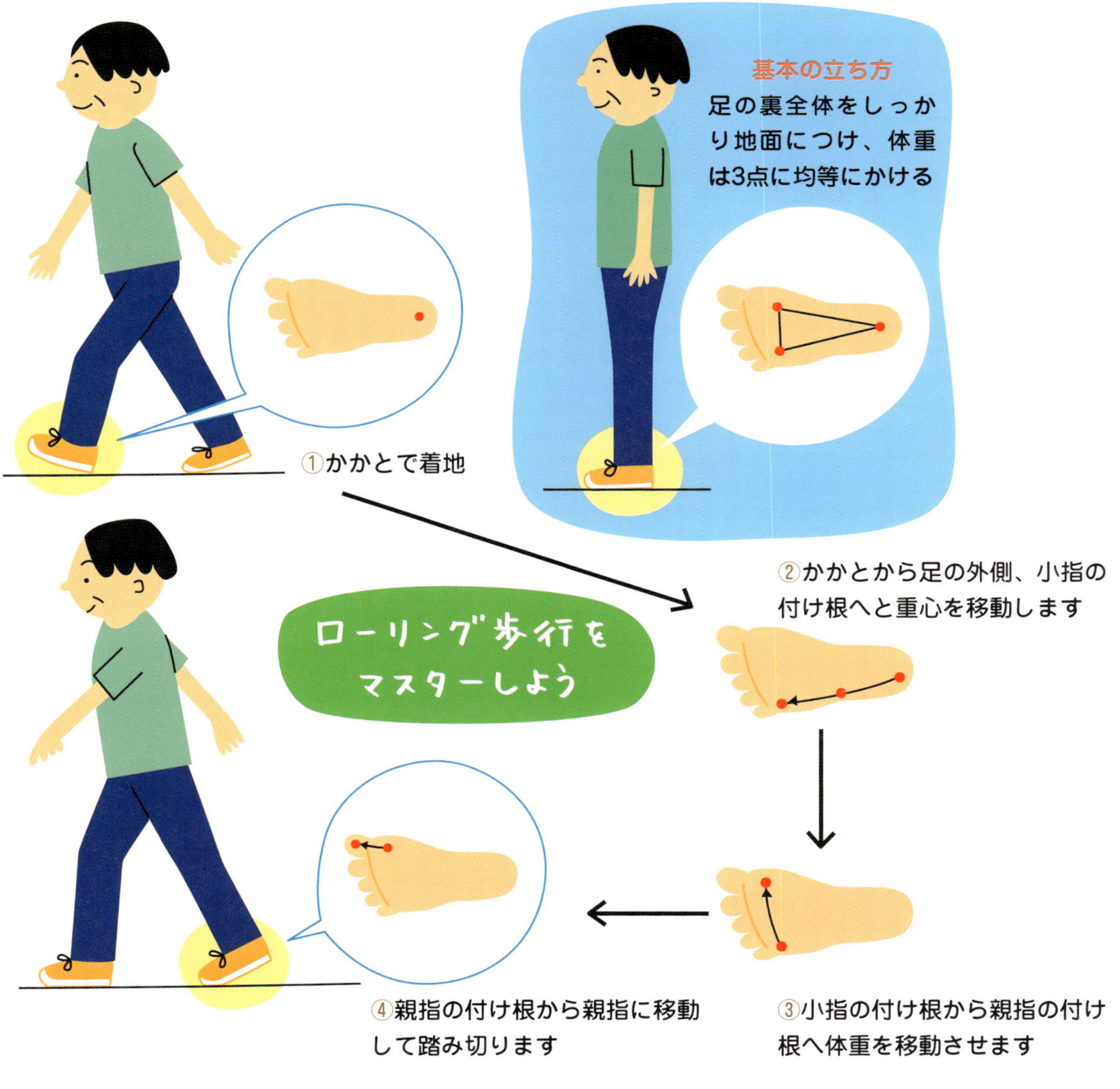

基本の立ち方
足の裏全体をしっかり地面につけ、体重は3点に均等にかける
ローリング歩行をマスターしよう
①かかとで着地
②かかとから足の外側、小指の付け根へと重心を移動します
③小指の付け根から親指の付け根へ体重を移動させます
④親指の付け根から親指に移動して踏み切ります

体を丈夫にして集中力を養う呼吸法

脳を活性化させるには、運動によって脳に新鮮な酸素を送ることが重要。その酸素をより効率よく体内に取り込むためには、呼吸にコツがあるようです。しかも、きちんと呼吸をマスターすると、かぜから体を守ることにもつながります。

寒い季節のウォーキングで気をつけたいのは、かぜ予防です。歩くことで基礎体力はつきますが、屋外に出れば、かぜなどのウィルスと接する機会も増えます。なるべくウィルスを取り込まないためには、口からではなく、鼻からの呼吸を心がけましょう。

通常、鼻から吸った空気は鼻毛や鼻腔の粘膜でろ過されてから体内に入ります。鼻腔ではさらに、冷たい空気は暖められ、乾燥していれば適度な湿度が与えられます。口からの呼吸ではこの処理がないまま気管や肺へ届けられるた

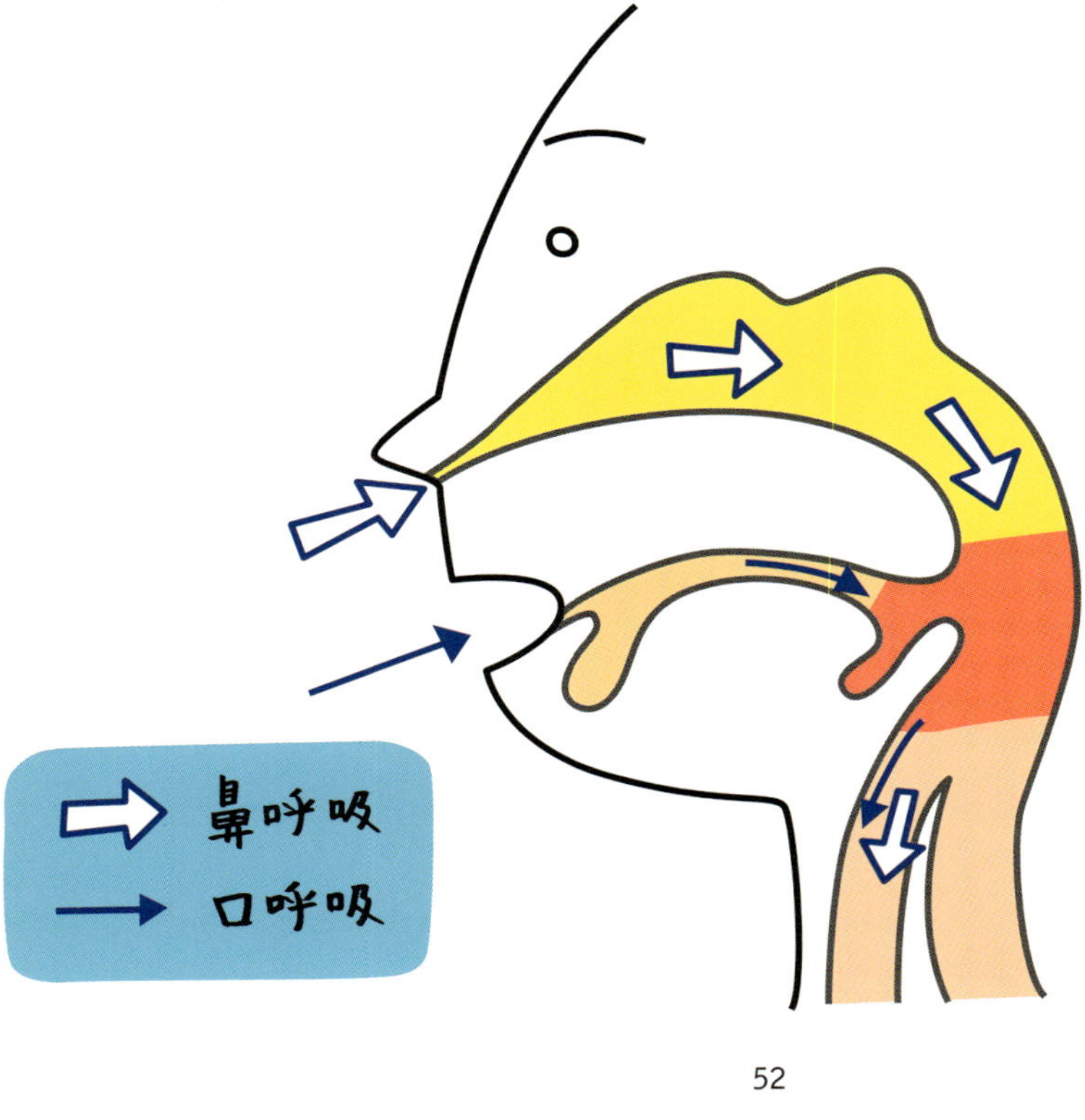

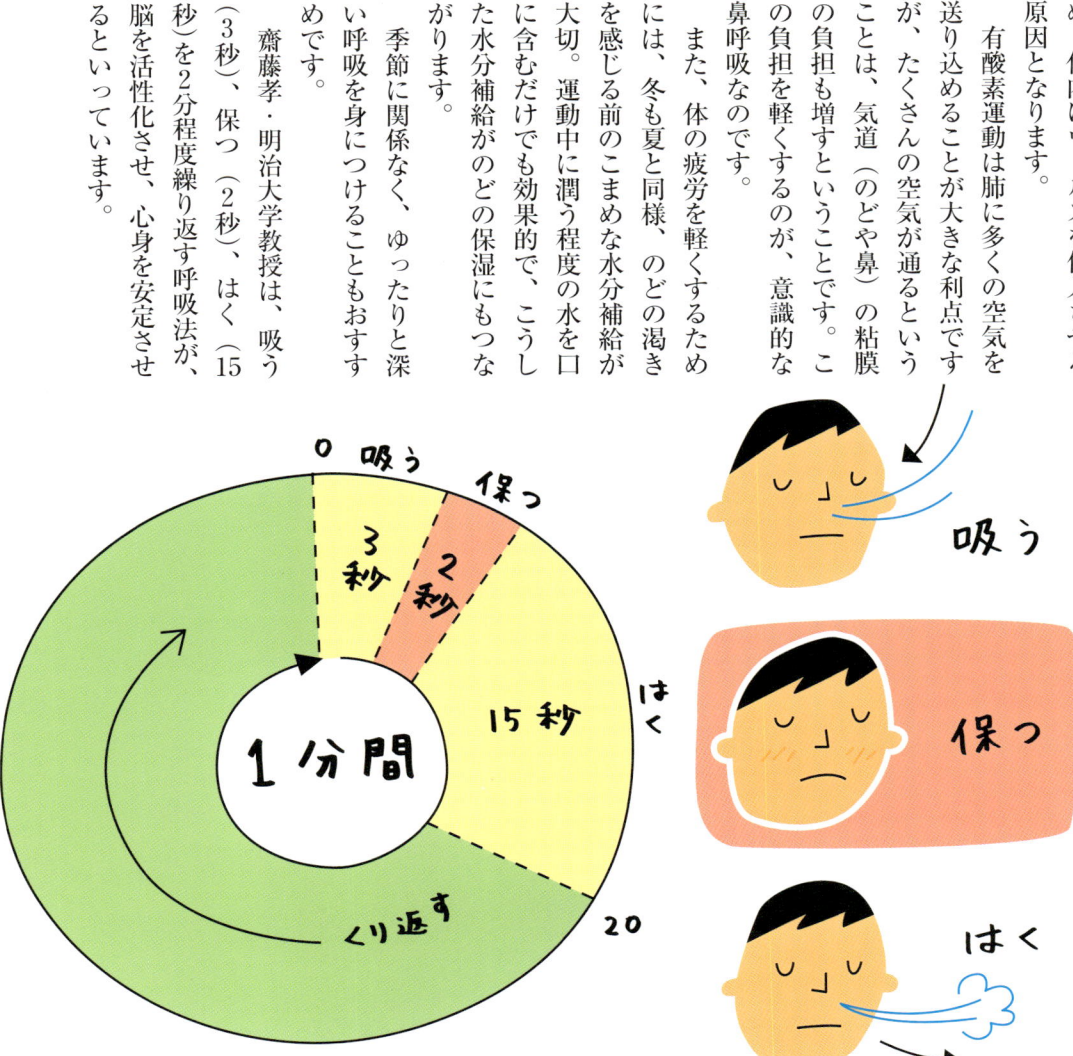

め、体内にウィルスを侵入させる原因となります。

有酸素運動は肺に多くの空気を送り込めることが大きな利点ですが、たくさんの空気が通るということは、気道（のどや鼻）の粘膜の負担も増すということです。この負担を軽くするのが、意識的な鼻呼吸なのです。

また、体の疲労を軽くするためには、冬も夏と同様、のどの渇きを感じる前のこまめな水分補給が大切。運動中に潤う程度の水を口に含むだけでも効果的で、こうした水分補給がのどの保湿にもつながります。

季節に関係なく、ゆったりと深い呼吸を身につけることもおすすめです。

齋藤孝・明治大学教授は、吸う（3秒）、保つ（2秒）、はく（15秒）を2分程度繰り返す呼吸法が、脳を活性化させ、心身を安定させるといっています。

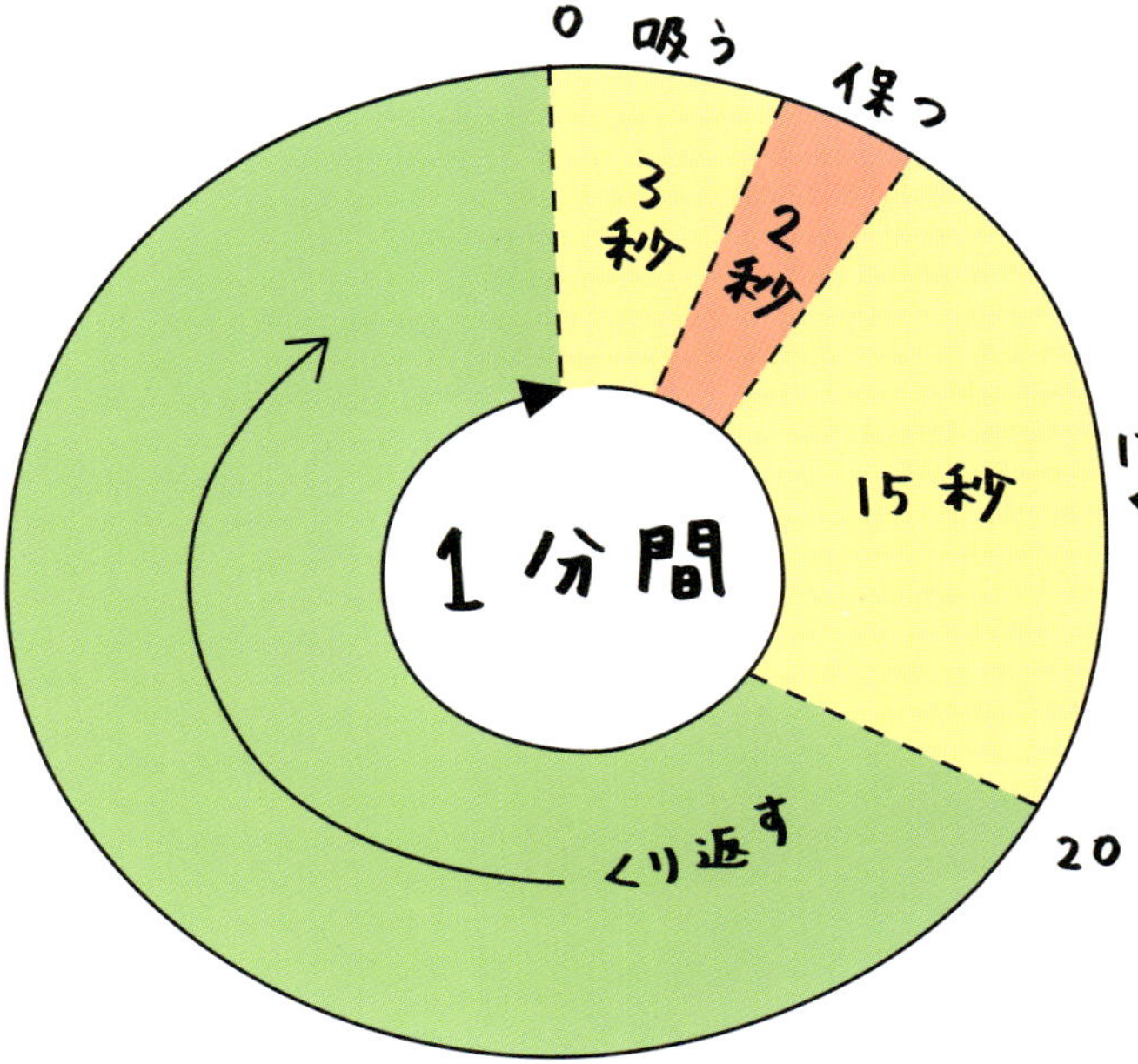

のぼり坂とくだり坂の歩き方

自然の地形に沿って歩くことは心にも体にもいいエクササイズとなります。けれども坂道は、乱暴に歩くと足やひざに負担をかけがちです。ゆっくり、一歩一歩ていねいに歩くことが、体への負担を減らしてくれます。

のぼり坂では、歩幅を狭めて歩数を増やします。くだり坂では足首やひざを柔らかく保つのがコツです。くだり坂はのぼり以上に体重が一か所にかかりやすいので、勢いがつかないよう、静かに歩きましょう。

●のぼり坂の歩き方

平地を歩くときよりも、歩幅は小さめに。

体重は後に残したまま片足を踏み出し、前方に踏み出した足は、足の裏全面で着地します。

後に残っている体重を前方の足に移します。

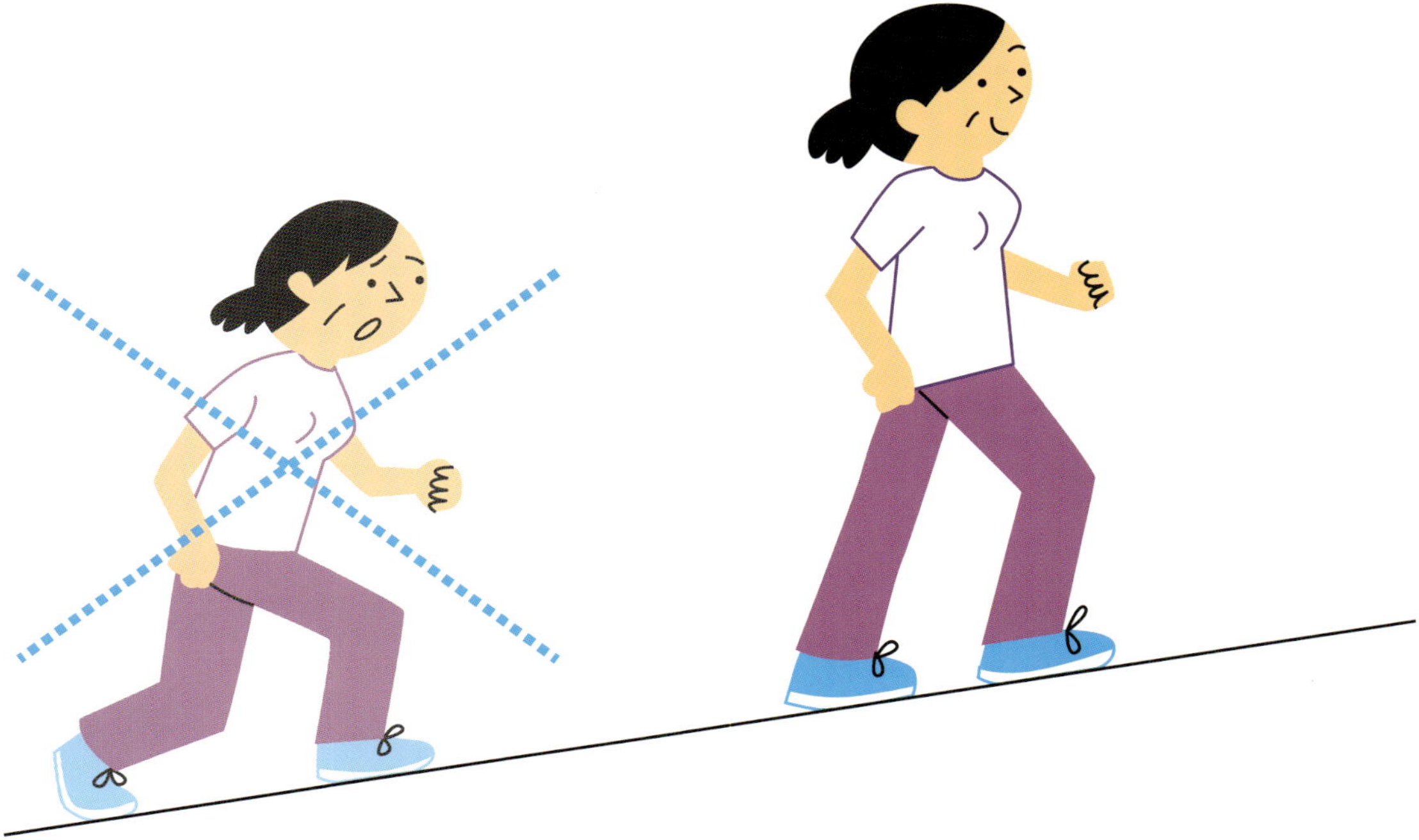

前方の足のひざをのばし、からだを持ち上げます。

注意：前かがみで歩き、常にひざが曲がった状態になっているところに体重をかけ続けると、ひざを傷めます。

●くだり坂の歩き方

平地を歩くときよりも、歩幅は小さめに。

後ろになっているひざを軽く曲げながら、もう一方の足を前に出します。

傾斜に沿ってかかとから着地し、足の裏全面で体重を受け止めます。

注意：体があまり反らないよう、なるべく垂直に保つようにします。足の裏の一部分で体重を受け止めると、くるぶしやひざに負担がかかります。

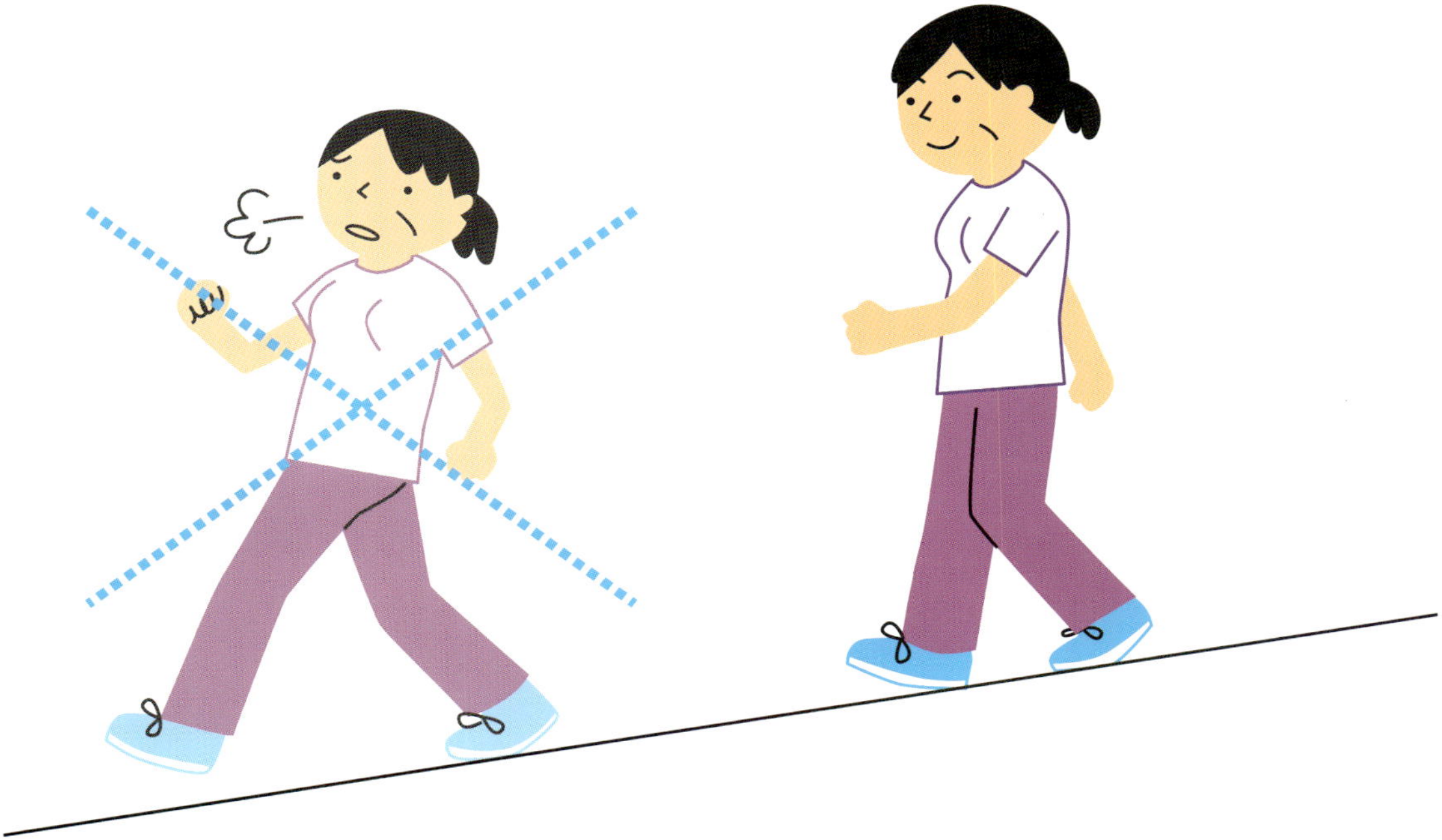

ストックを使って歩いてみましょう

ウォーキングで得られる運動効果という点では、足に比べると腕は低いといえます。腕の筋肉を鍛えたい人には、ウォーキングは物足りなさを感じるかもしれません。そんな人におすすめなのが、ストックウォーキングです。これは、ノルディックウォーキングとも呼ばれ、名前のとおりストック（杖）を使って歩く運動です。

ストックを地面に突くことで腕の筋肉が鍛えられるほか、2本のストックを使うと、坂道などを楽に歩くことができます。疲労感が軽減し転倒予防になることからも、山岳アドバイザーの間でとくに推奨されています。

坂道を楽にするだけでなく、平坦なところでストックを使うと全身運動になり、消費カロリーが約25％も増加するそうです。ダイエット効果とともに歩行が安全で楽に感じられるため、世界的に注目される運動で、現在もっとも普及している国は、発祥の地といわれるフィンランド。国民の一割程度の人が経験しているともいわれています。

そもそも、ストックウォーキングは、クロスカントリースキー選手が夏のトレーニングとして行ってきたもの。現在でも杖を使って走るストックランニングが、オリンピック選手のトレーニングに取り入れられています。

運動効果アップも、体の負担軽減も期待できるストックウォーキングは、年輩の人や運動歴のあまりない人が挑戦するのに、うってつけのスポーツといえそうです。

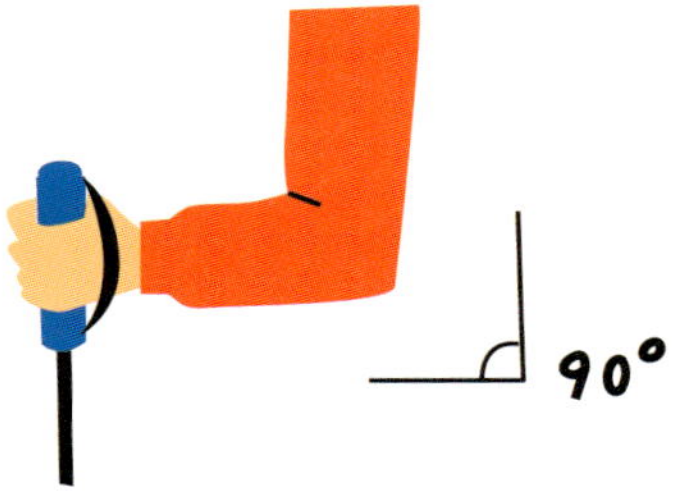

①ストックはひじが90度になるように長さを調整して握ります

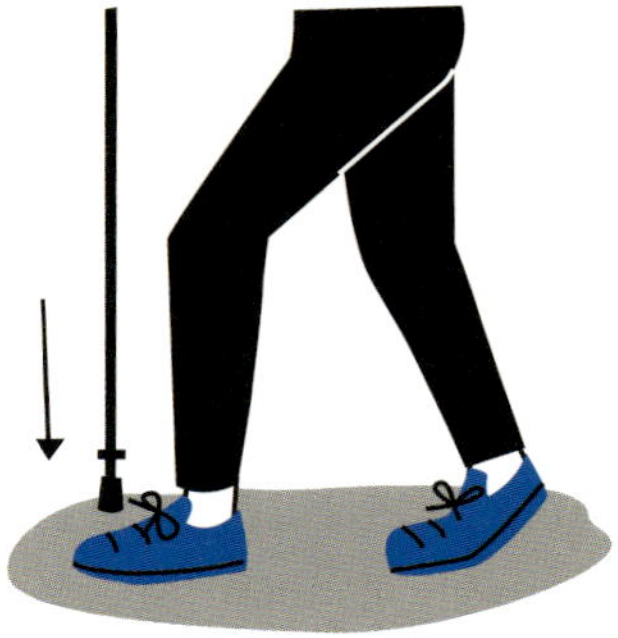

②ストックで足元の地面を突きながら歩きます（歩幅や速度によってはやや前を突きます）

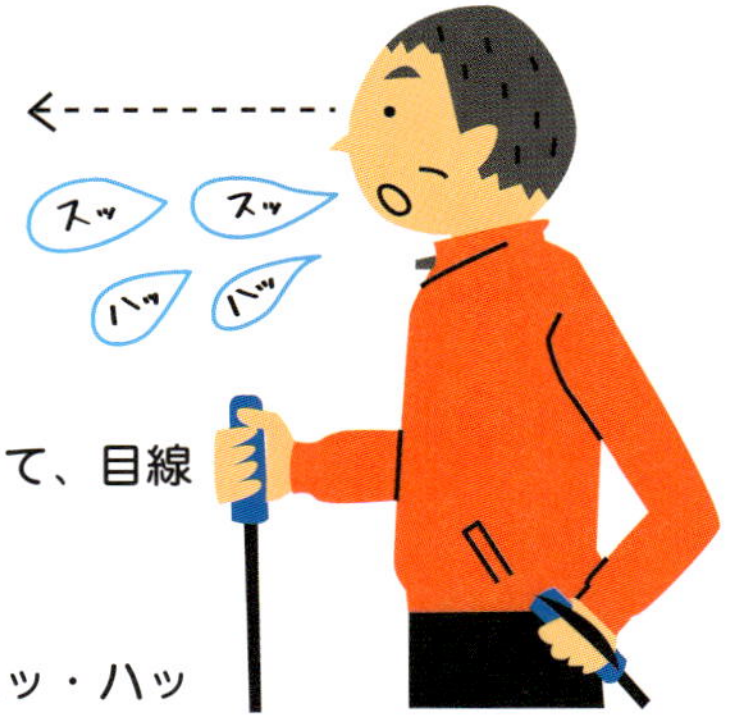

③背筋を伸ばして、目線は真っ直ぐに

④呼吸はスッスッ・ハッハッと2回吸って2回はきます

⑤はじめは自然な腕の振りで、歩く練習をしてください

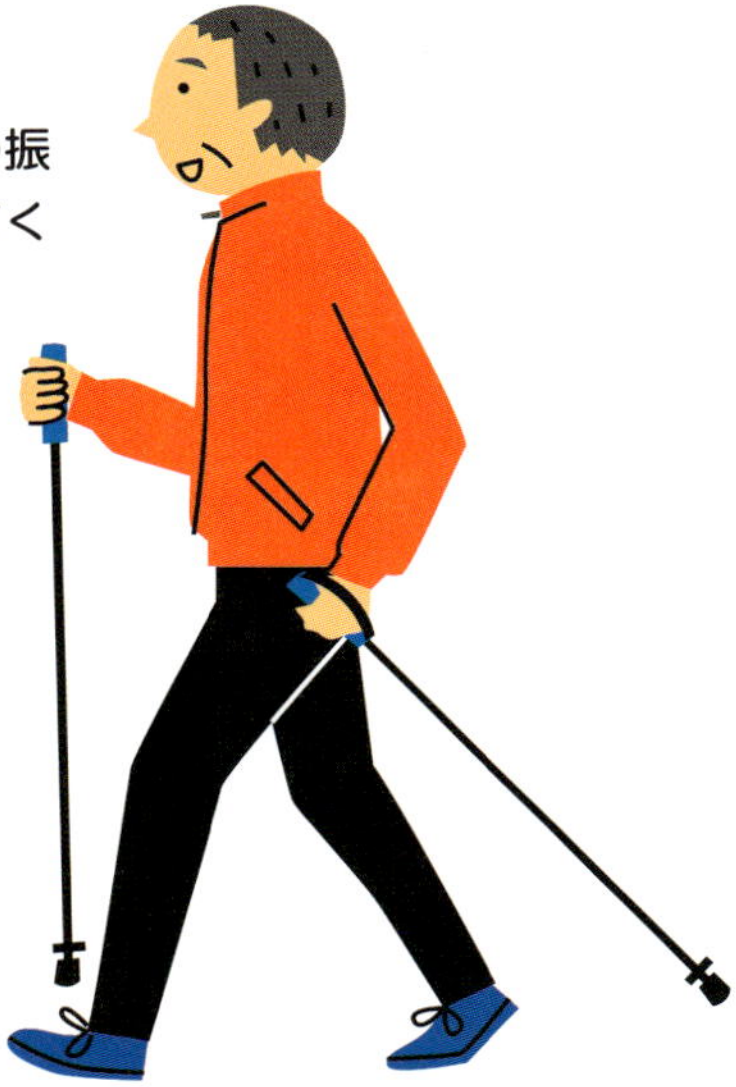

⑥慣れてきたらストックを突き押して、腕の振りも歩幅も大きく

⑦坂道ではストックを体を支える道具として使います

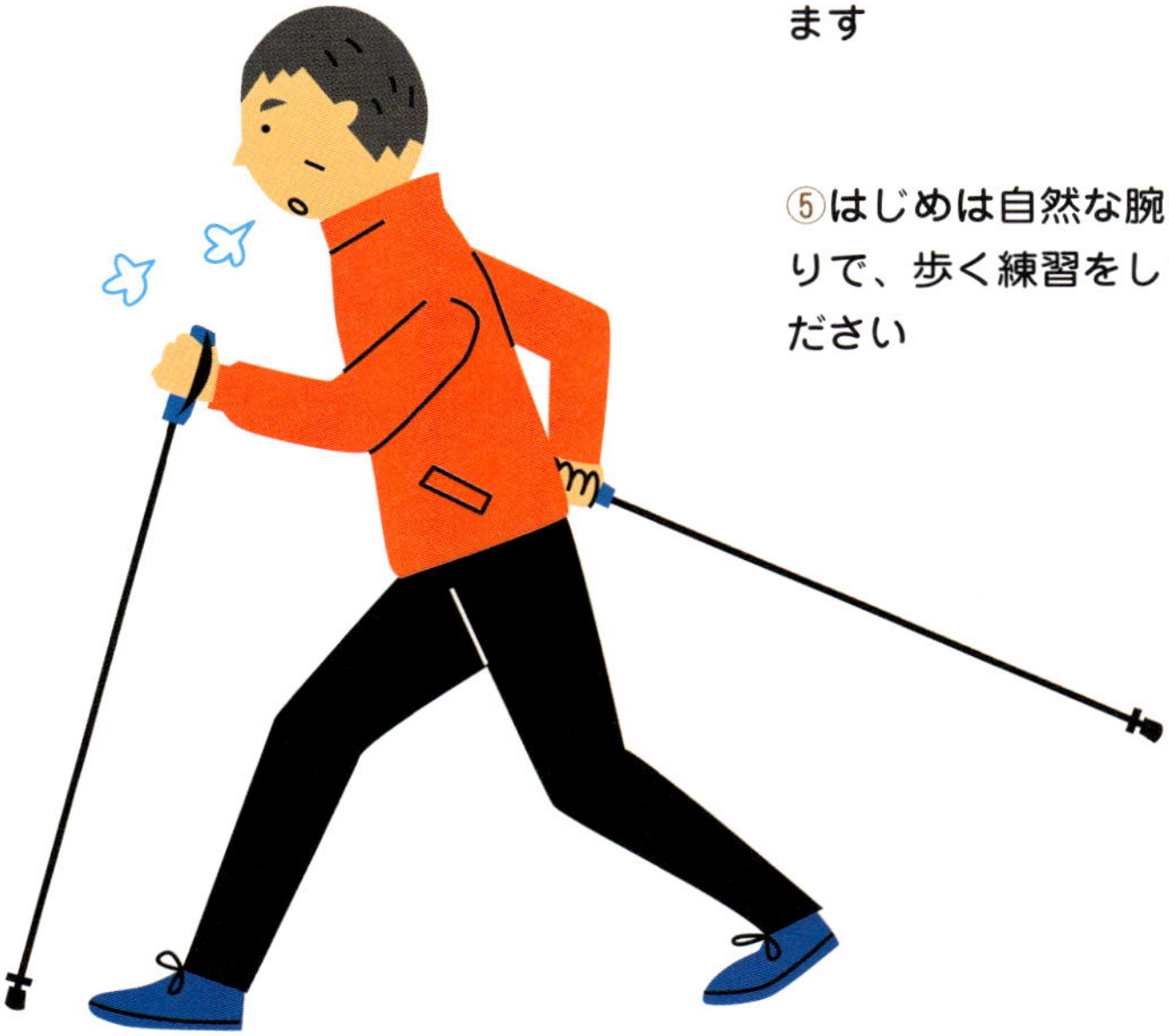

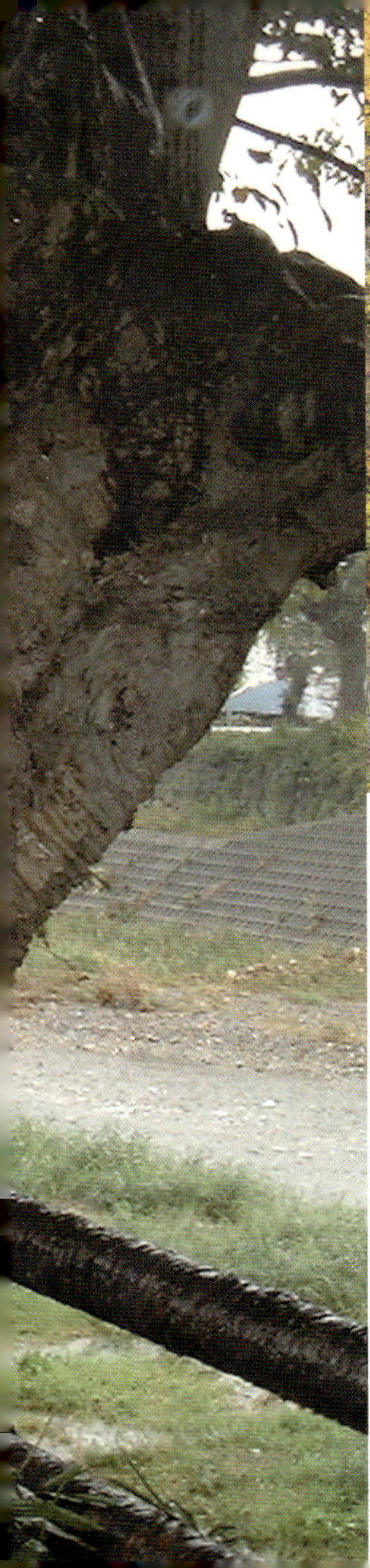

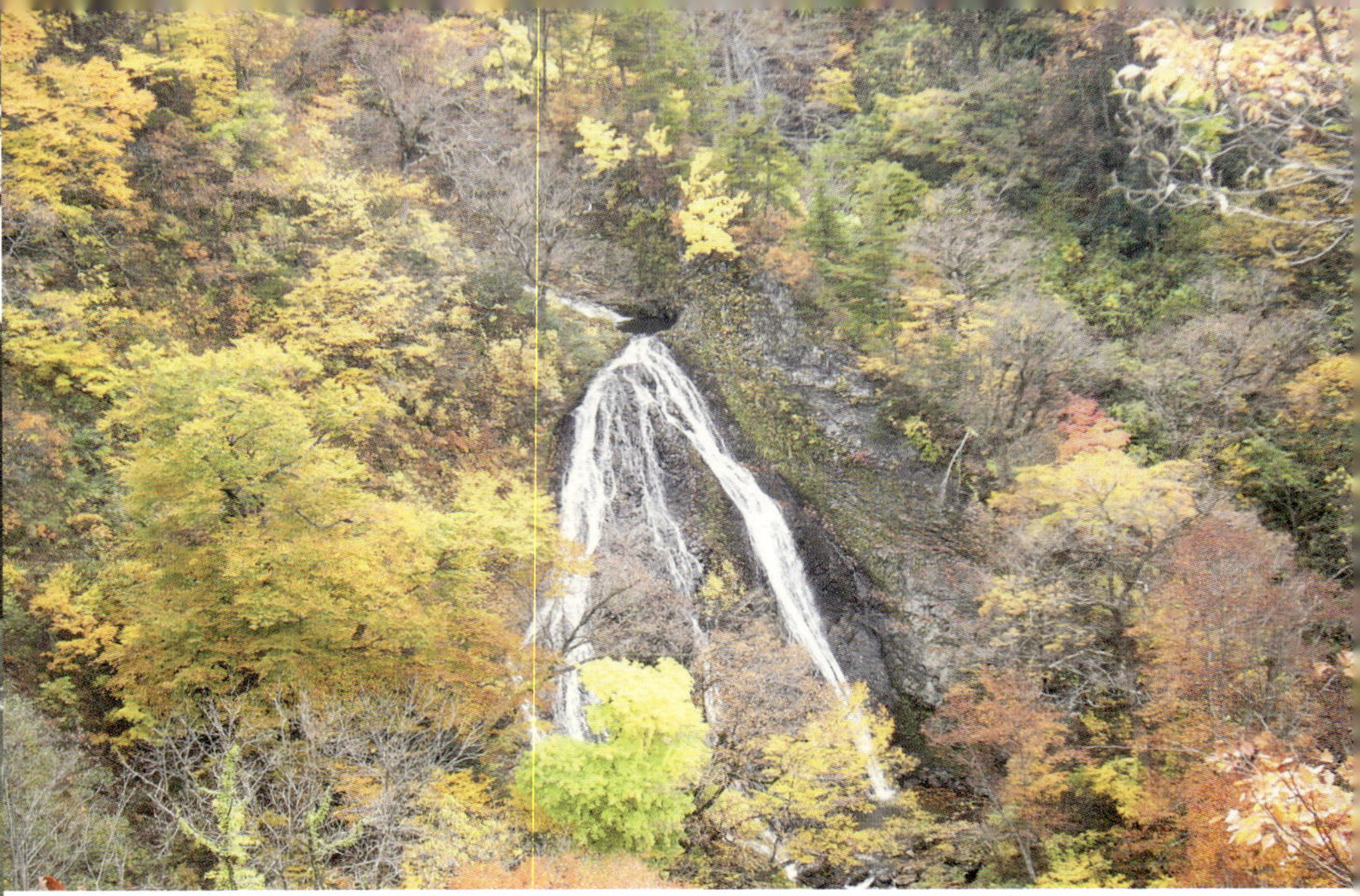

左／滋賀5　琵琶湖さざなみ街道と古津堅田のみち（草津市、守山市、大津市）　右／山形4　羽黒山・修験のみち（鶴岡市）

地域ごとに異なる森の様子

南北に長い日本では、地域によって森の景色も異なってきます。

大まかには、北海道はエゾマツ・トドマツなどの針葉樹林の森が多く、中部～東北地方は落葉広葉樹林の森、クヌギやコナラなどの雑木林がよく見られます。西日本には、シイやカシ、ツバキなど照葉樹林の森が広がり、沖縄ではスダジイなど亜熱帯特有の森が中心です。ただし、戦後の植林によって、全国的にスギやヒノキなど針葉樹が多くなっています。

世界最大級の原生的なブナ林が残る白神山地や屋久杉の天然林がある屋久島は、世界自然遺産となっています。

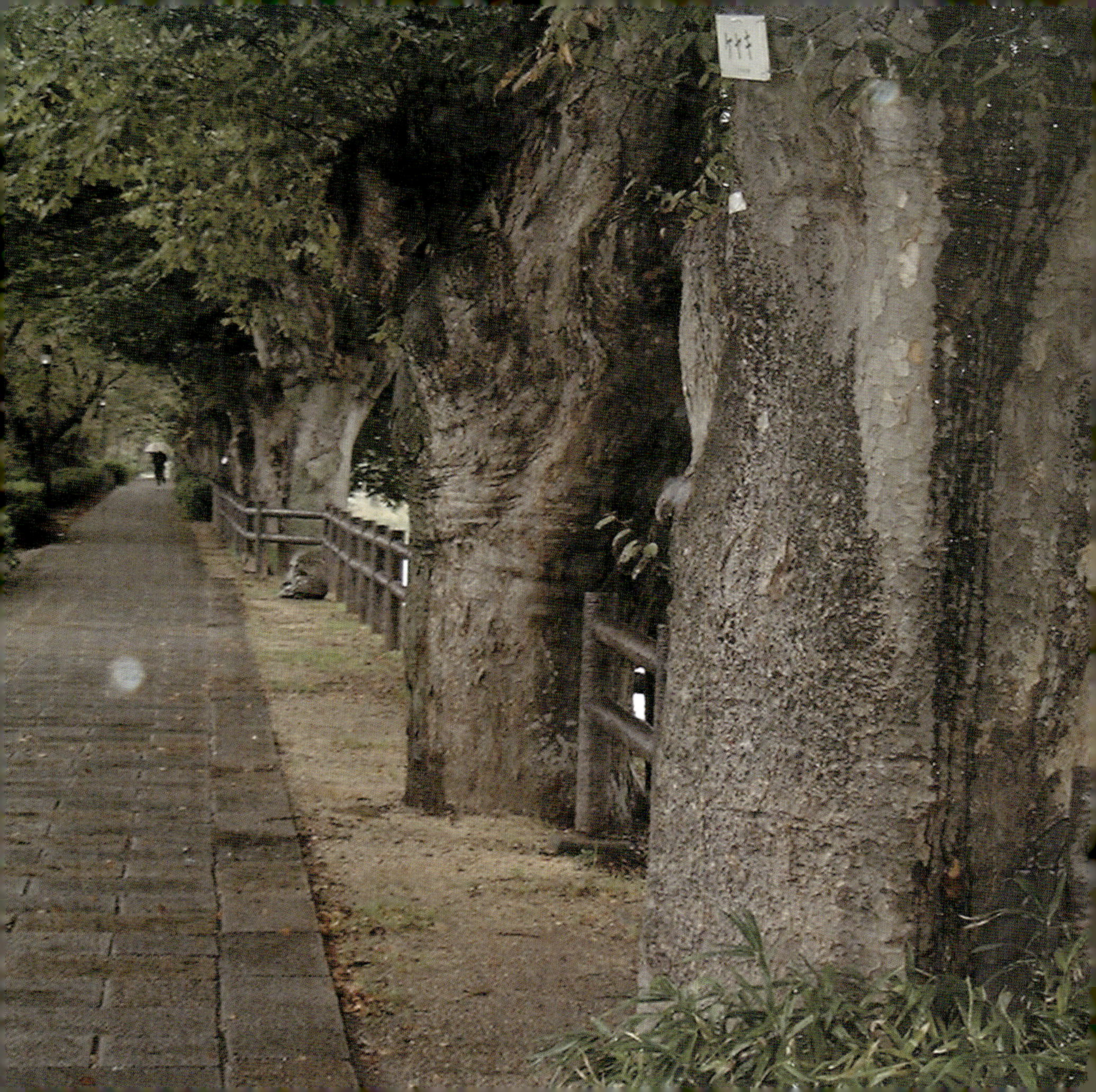

51.**森林公園**　尾張旭市
52.**愛知県県民の森**　南設楽郡鳳来町

【三重県】
53.**赤目四十八滝**　夕張市
54.**伊勢三郷山**　伊勢市

【滋賀県】
55.**雨山生活環境保全林（臥龍の森）**　甲賀郡石部町
56.**金勝山**　栗太郡栗東町

【京都府】
57.**くつわ池自然公園**　綴喜郡宇治田原町
58.**大江山の森**　加佐郡大江町

【大阪府】
59.**箕面公園**　箕面市
60.**金剛山**　南河内郡千早赤阪村

【兵庫県】
61.**天滝渓谷**　養父郡大屋町
62.**布引と再度山**　神戸市

【奈良県】
63.**大台ケ原**　吉野郡上北山村
64.**玉置山**　吉野郡十津川村

【和歌山県】
65.**高田の里**　新宮市
66.**歴史の道熊野古道**　東牟婁郡本宮町

【鳥取県】
67.**打吹山**　倉吉市
68.**三徳山**　東伯郡三朝町

【島根県】
69.**山瓶山**　大田市
70.**ふれあいの里奥出雲公園**　飯石郡掛合町

【岡山県】
71.**岡山県立森林公園**　苫田郡奥津町、上斎原村
72.**西粟倉村若杉天然林**　英田郡西粟倉村

【広島県】
73.**三段峡**　山県郡戸河内町、芸北町
74.**もみの木森林公園**　佐伯郡吉和村

【山口県】
75.**室積・虹ヶ浜海岸松林**　光市
76.**長門峡**　阿武郡阿東町、川上村、佐波郡徳地町

【徳島県】
77.**徳島県立青少年の森** 那賀郡鷲敷町
78.**大川原生活環境保全林**　名東郡佐那河内村、勝蒲郡上勝町

【香川県】
79.**紫雲出山頂園地**　三豊郡詫間町
80.**石清尾山塊**　高松市

【愛媛県】
81.**竜沢寺緑地公園**　東宇和郡城川町
82.**諏訪崎自然休養林**　八幡浜市

【高知県】
83.**足摺岬自然休養林**　土佐清水市、幡多郡大月町
84.**天狗高原自然休養村**　高岡郡東津野村

【福岡県】
85.**英彦山**　田川郡添田町
86.**足立公園**　北九州市

【佐賀県】
87.**虹の松原**　唐津市、東松浦郡浜玉町
88.**猪堀の滝**　東松浦郡浜玉町

【長崎県】
89.**上山公園**　諫早町
90.**雲仙あざみ谷**　南高来郡小浜町

【熊本県】
91.**くまもと自然休養林菊池渓谷**　菊池市
92.**端海野森林公園**　球磨郡五木村

【大分県】
93.**国東半島両子山遊歩道**　西国東郡安岐町
94.**祖母山麓川上渓谷**　大野郡緒方町

【宮崎県】
95.**えびの高原池めぐりの森** えびの市
96.**九州中央山地国定公園綾地区**　東諸県郡綾町

【鹿児島県】
97.**十曾渓谷**　大口市
98.**屋久杉林**　熊毛郡屋久町

【沖縄県】
99.**沖縄県立少年自然の家の森** 石川市
100.**西表自然休養林**　竹富町

森林浴の森100選

森の名称　所在地

【北海道】
1.**野幌森林公園**　札幌市
2.**函館山**　函館市
3.**利尻島自然休養林**　利尻郡東利尻町
4.**網走自然休養林**　網走市

【青森県】
5.**浅虫生活環境保全**　青森市
6.**十二湖自然休養林**　西津軽郡岩崎村

【岩手県】
7.**安比高原ブナ林**　二戸郡安代町
8.**耗山国有林十二神自然観察教育林**　宮古市
9.**高田松原**　陸前高田市

【宮城県】
10.**仙台自然休養林**　仙台市
11.**宮城県県民の森**　仙台市、泉市、利府町

【秋田県】
12.**八幡平**　鹿角市
13.**能代海岸の松原**　能代市

【山形県】
14.**羽黒山・参道の杉並木**　東田川郡羽黒町
15.**高館山自然休養林**　鶴岡市

【福島県】
16.**背あぶり山（会津東山自然休養林）**　会津若松市
17.**阿武隈川源流の原生林**　西白河郡西郷村

【茨城県】
18.**奥久慈憩いの森**　久慈郡大子町
19.**大洗の松林**　茨城郡大洗町

【栃木県】
20.**大沼の森**　那須郡塩原町
21.**釈迦ヶ岳の栃木県県民の森**　矢板市

【群馬県】
22.**桐生川源流林**　桐生市
23.**武尊自然休養林**　利根郡片品村

【埼玉県】
24.**埼玉県県民の森**　秩父郡横瀬町
25.**両神国民休養地**　秩父郡両神村

【千葉県】
26.**館山野鳥の森**　館山市
27.**鹿野山**　富津市、君津市

【東京都】
28.**高尾山**　八王子市
29.**明治神宮の森**　渋谷区
30.**御岳山**　青梅市

【神奈川県】
31.**藤野（相模湖）の雑木林**　津久井郡藤野町
32.**真鶴岬**　足柄下郡真鶴町
33.**西丹沢神奈川県県民の森**　足柄上郡山北町

【山梨県】
34.**青木ヶ原樹海**　西八代郡上九一色村、西都留郡足和田村、鳴沢村
35.**西沢渓谷歩道**　東山梨郡三富村

【長野県】
36.**赤沢自然休養林**　木曽郡上松町
37.**角間渓谷**　小県郡真田町、東部町

【新潟県】
38.**五頭新潟県県民の森**　北蒲原郡笹神村、東蒲原郡三川村
39.**弥彦神社社叢**　西蒲原郡弥彦村

【富山県】
40.**とやま県民公園頼成の森**　礪波市
41.**立山美女平、ブナ坂、下ノ小平**　中新川郡立山町

【石川県】
42.**鉢伏山**　鳳至郡柳田村
43.**石川県県民の森**　江沼郡山中町

【福井県】
44.**九頭竜国民休養地**　大野郡和泉村
45.**八ヶ峰家族旅行村**　遠敷郡名田庄村

【岐阜県】
46.**城山公園**　高山市
47.**付知峡**　恵那郡付知町

【静岡県】
48.**富士山自然休養林**　富士宮市、富士市、裾野市、御殿場市
49.**天城山自然休養林**　田方郡天城湯ヶ島町、中伊豆町、賀茂郡河津町、東伊豆町

【愛知県】
50.**昭和の森**　西加茂郡藤岡町

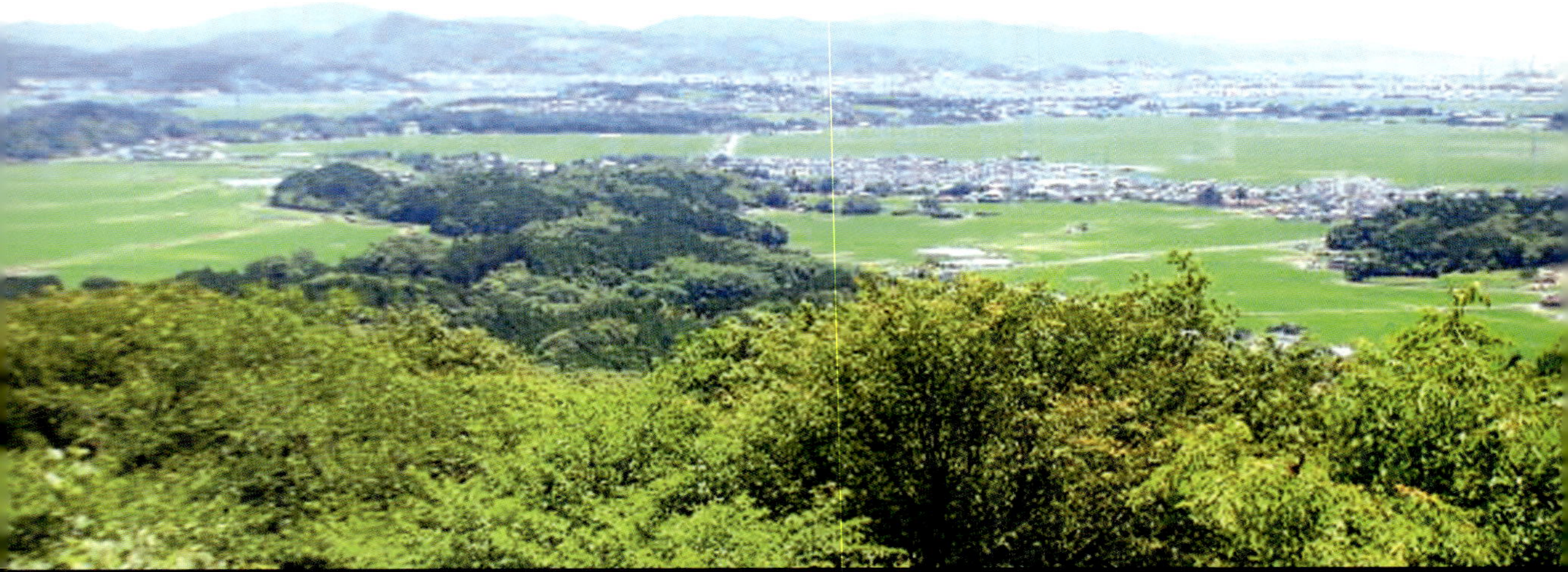

宮城８　旭山・宝ケ峯遺跡のみち（河南町）　PART5

美しい日本の歩きたくなるみち５００選

景観を楽しむとともに、その土地その土地の歴史に触れるウォーキングは、歩くことをいっそう楽しくしてくれます。ハッとするほど魅力的な景色は意外と身近なところにあるかもしれません。ここでは、社団法人日本ウオーキング協会が、２００４年12月に実際に歩いて選んだ「美しい日本の歩きたくなるみち５００選」を紹介します。

(社)日本ウオーキング協会

１９６４年10月、東京でアマチュアレスリングの父・八田一朗さんを初代会長に「歩け歩けの会」として誕生、１９８３年6月、環境庁（当時）認可の社団法人となる。ボランティア精神による受益者負担と自助努力をモットーに、ウオーカーの、ウオーカーによるウオーカーのための協会として現在も会員を増やし続け、２０００年6月には東京・御茶の水に事務局を移転。協会名を「(社)日本歩け歩け協会」から「(社)日本ウオーキング協会」（ＪＷＡ）と改称する。ウオーキングを、21世紀の国民最大の生涯スポーツとして全国的に普及させることを目標に、近年は国際マーチングリーグ（ＩＭＬ）、日本マーチングリーグ（ＪＭＬ）を創設。「２キロまではいつも歩こう」を合言葉にアジアや世界に向けて楽しいウオーキングの普及活動も展開しています。

美しい日本の歩きたくなるみちリスト

【北海道】

1 洞爺湖・彫刻のみち／虻田町
2 函館山山麓展望のみち／函館市
3 美瑛リフレッシュライン／美瑛町
4 ハッカの風薫る屯田のみち／北見市
5 三浦綾子文学のみち／旭川市
6 釧路湿原自然探勝のみち／鶴居村
7 札幌・屯田防風林のみち／札幌市
8 ハーブと錦仙峡を訪ねるみち／滝上町
9 ポロト湖・ウツナイ川の自然林のみち／白老町
10 裕次郎とレンガのまち小樽散策路／小樽市
11 サロマ湖原生花園を訪ねるみち／常呂町
12 富良野ラベンダーの森のみち／富良野市
13 斜里岳を望む清里パノラマのみち／清里町
14 四季彩り・感動の径(みち)／網走市
15 礼文島花巡りのみち／礼文町

【青森県】

1 津軽富士岩木山・高原のみち／弘前市岩木町
2 世界遺産白神山地・暗門の滝を訪ねるみち／西目屋村
3 夕日海岸・津軽西浜のみち／深浦町
4 秘境・下北半島尻屋崎のみち／東通村
5 津軽こけしの里・虹の湖を巡るみち／黒石市
6 津軽鉄道・太宰文学を訪ねるみち／金木町
7 世界遺産白神山地・十二湖のみち／岩崎村
8 ふくち里山バーデパークのみち／福地村
9 種差海岸・渚と風のみち／八戸市
10 三内丸山・縄文の杜へのみち／青森市
11 十和田湖・奥入瀬渓流のみち／十和田市

【岩手県】

1 奥の細道・平泉のみち／平泉町
2 渋民村・啄木と出会うみち／玉山村
3 イーハトーブの里　賢治と毘沙門天のみち／花巻市、東和町
4 遠野物語・土渕のみち／遠野市
5 壬生義士伝のまち・盛岡散策路／盛岡市
6 芭蕉最北の宿・一関、菜の花のみち／一関市
7 桜の名所北上展勝地のみち／北上市
8 アテルイの里・水沢散策路／水沢市
9 奥州街道　末の松山のみち／二戸市、一戸町
10 海と椿の碁石海岸を巡るみち／大船渡市
11 賢治と歩く小岩井農場を巡るみち／雫石町

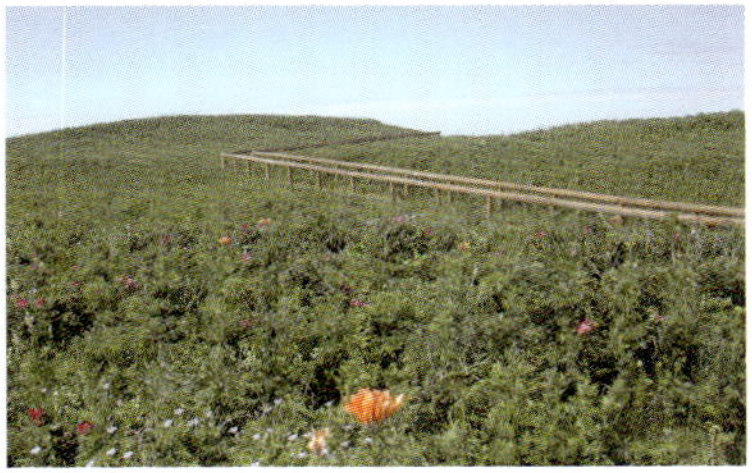

北海道11　サロマ湖原生花園を訪ねるみち／常呂町

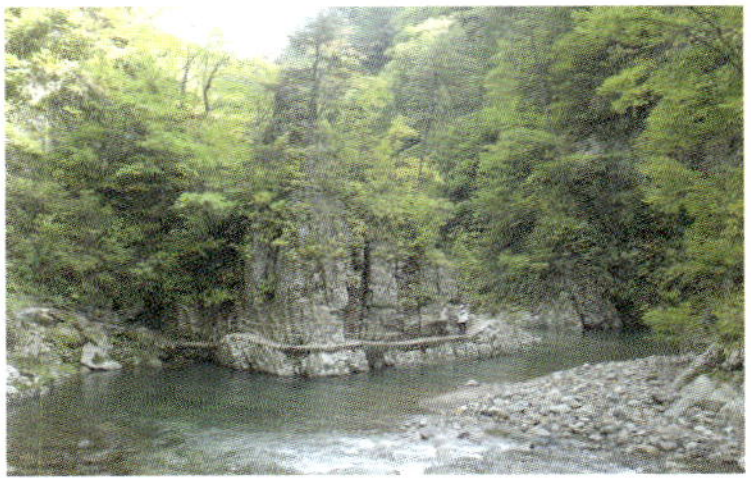

青森2　世界遺産白神山地・暗門の滝を訪ねるみち／西目屋村

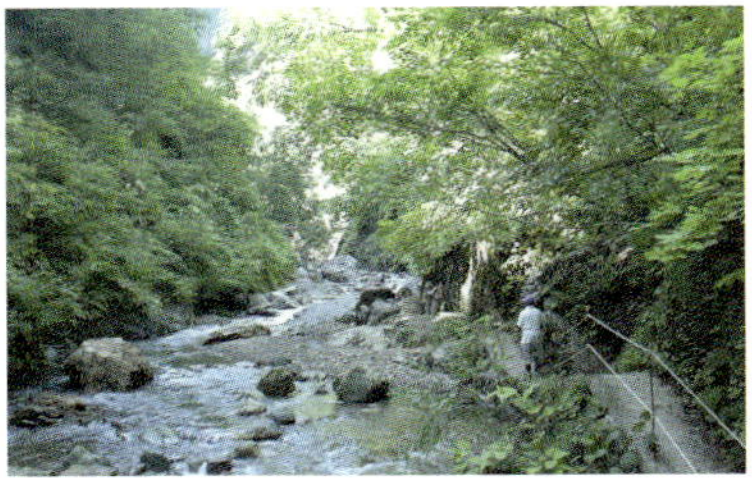

青森2　世界遺産白神山地・暗門の滝を訪ねるみち／西目屋村

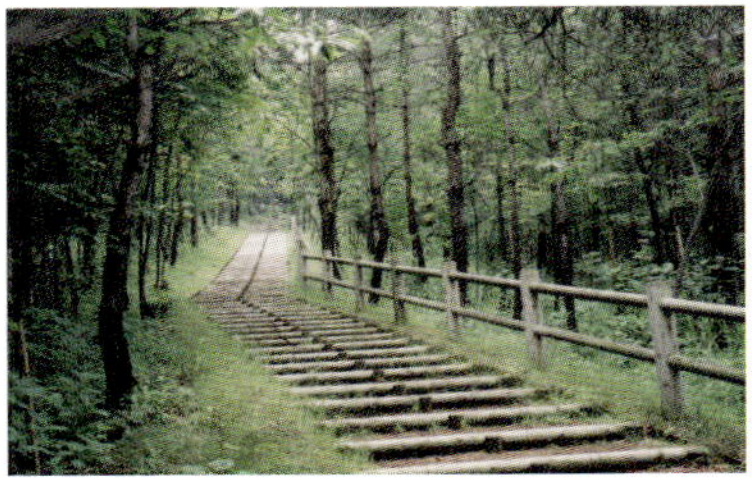

岩手1　奥の細道・平泉のみち／平泉町

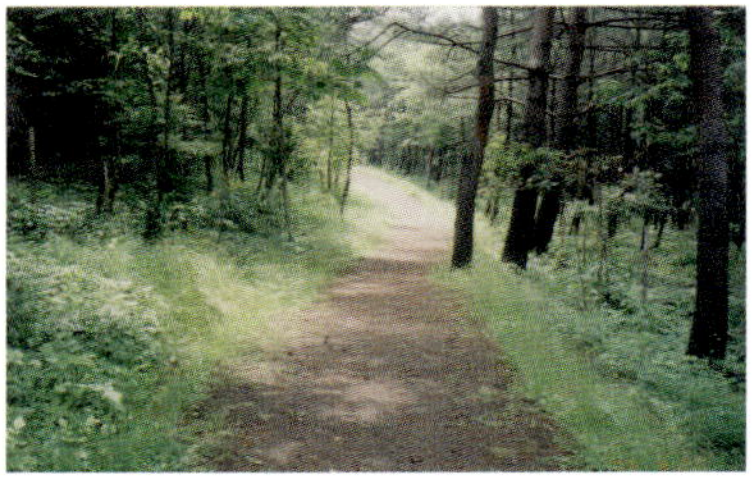

岩手1　奥の細道・平泉のみち／平泉町

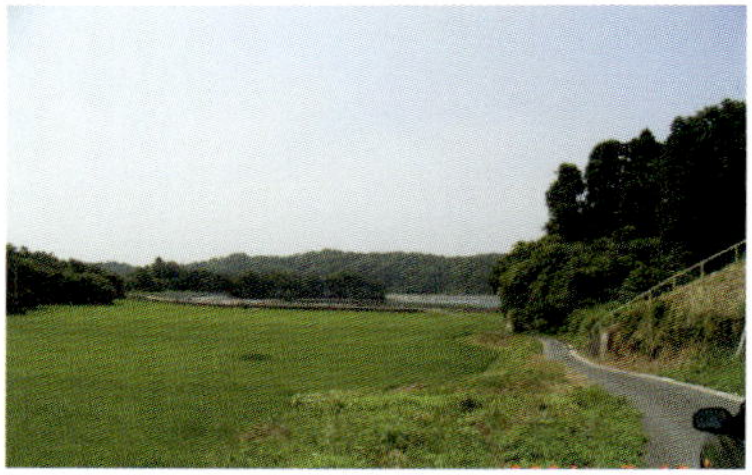

宮城8　旭山・宝ケ峯遺跡のみち／河南町

【宮城県】

1 杜の都仙台・広瀬川散策路／仙台市
2 眺望・釜房湖畔のみち／川崎町
3 水のまち・白石城下散策路／白石市
4 豊饒の大地・まほろばの里みち／大和町
5 塩釜から松島へ・絶景のみち／塩竈市・松島町
6 歴史街道・鳴子峡をたどるみち／鳴子町
7 蔵王連峰展望と千本桜のみち／大河原町
8 旭山・宝ケ峯遺跡のみち／河南町
9 陸中海岸・緑の真珠の散策路／気仙沼市
10 政宗ゆかりの磯浜を巡るみち／山元町
11 奥松島と縄文の村を訪ねるみち／鳴瀬町

【秋田県】

1 神秘の湖・田沢湖畔のみち／田沢湖町
2 秋田市街と公園散策路／秋田市
3 松並木と清水の里を訪ねるみち／美郷町
4 縄文文化と伝説のみち／鹿角市
5 なまはげの男鹿半島のみち／男鹿市
6 奥の細道・九十九島象潟のみち／象潟町
7 のしろ・風の松原のみち／能代市
8 きみまちの里・二ツ井のみち／二ツ井町

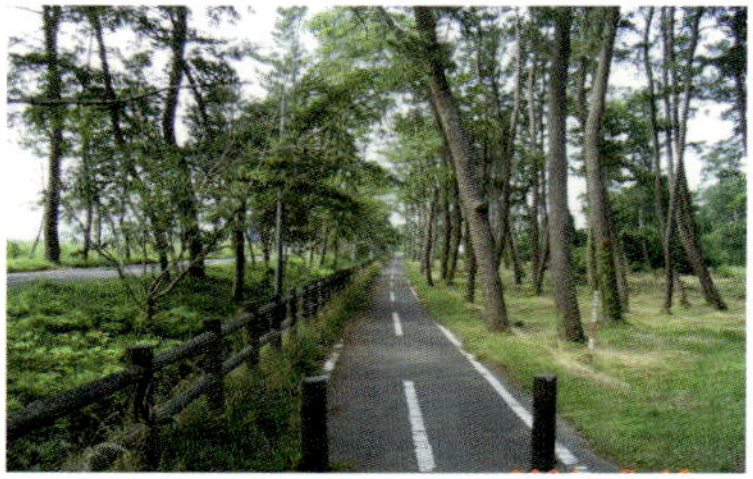

宮城8　旭山・宝ケ峯遺跡のみち／河南町

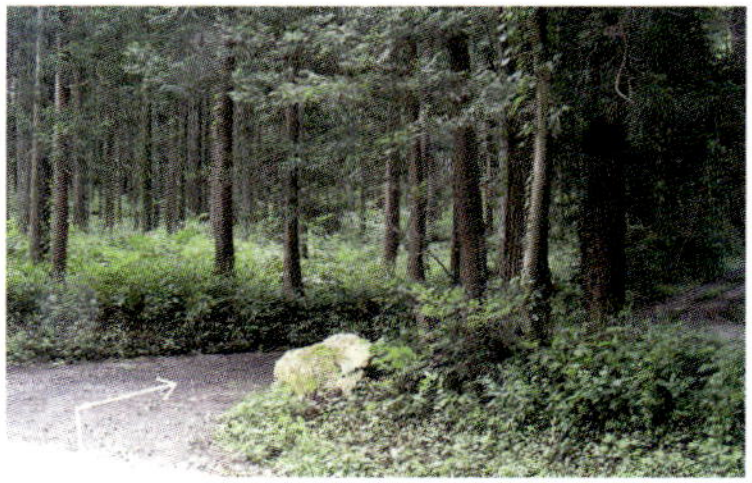

秋田4　縄文文化と伝説のみち／鹿角市

9 大間越街道・松波公園へのみち／峰浜村、八森町
10 仁賀保・由利原高原のみち／由利町、仁賀保町

【山形県】

1 寒河江眺望・長岡山へのみち／寒河江市
2 イザベラ・バード紀行・金山のみち／金山町
3 銀山温泉とブナ共生の森のみち／尾花沢市
4 羽黒山・修験のみち／鶴岡市
5 奥の細道・山刀伐（なたぎり）峠のみち／最上町
6 山形城下町歴史遊楽のみち／山形市
7 陣峰市民の森から焼き物のみち／新庄市
8 出羽富士・鳥海山眺望のみち／遊佐町
9 鳥海山恵みの水と潮風のみち／酒田市
10 茂吉の上山・蔵王を訪ねるみち／上山市

【福島県】

1 神秘の湖沼群・五色沼のみち／北塩原村
2 ふくしま信夫三山・自然のみち／福島市
3 塩屋崎灯台から薄磯と勿来海岸へのみち／いわき市
4 会津史跡巡りのみち／会津若松市
5 英世のふるさと・猪苗代のみち／猪苗代町

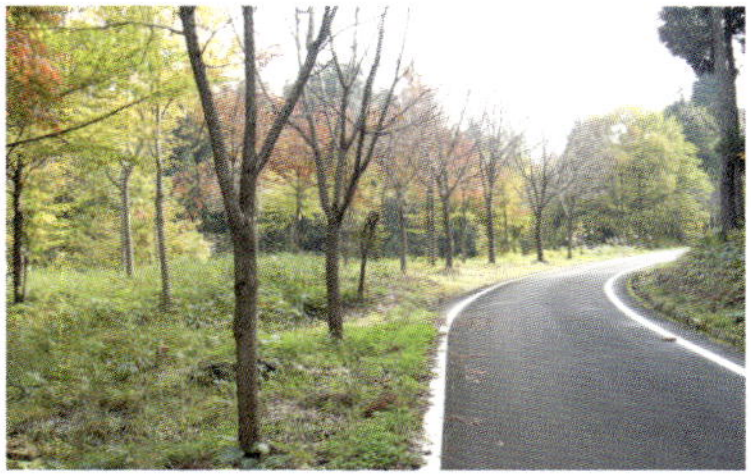

山形3　銀山温泉とブナ共生の森のみち／尾花沢市

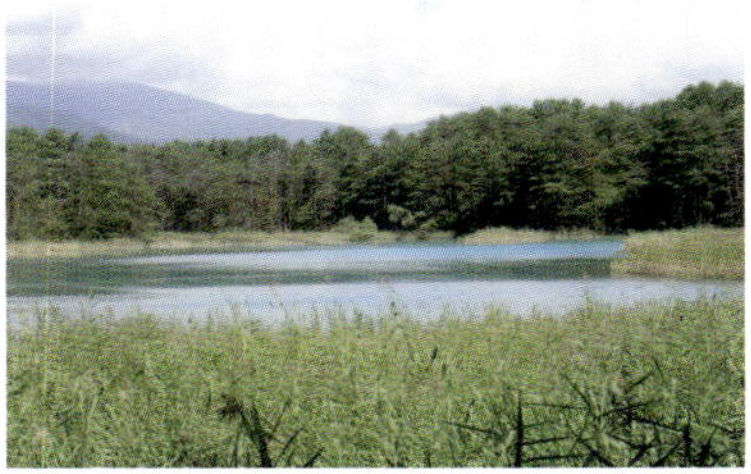

福島1　神秘の湖沼群・五色沼のみち／北塩原村

6 ほんとうの空がひろがるみち／二本松市
7 郡山・せせらぎこみちと渓谷を巡るみち／郡山市
8 白河市・南湖公園を巡るみち／白河市
9 柳津・只見川をたどるみち／柳津町
10 下野街道・大内宿をたどるみち／下郷町

【茨城県】

1 県都水戸の史跡公園と新しい芸術を探るみち／水戸市
2 古河まくらがの里・花と歴史のみち／古河市
3 芸術の森から佐白山・笠間稲荷へのみち／笠間市
4 磯原から五浦へ雨情・天心を偲ぶみち／北茨城市
5 筑波山麓むかし道を巡るみち／つくば市
6 黄門さまのふるさと常陸太田の歴史探訪のみち／常陸太田市
7 鹿島神宮の森からカシマスタジアムを巡るみち／鹿嶋市
8 蔵と石のまち真壁の街並みを巡るみち／真壁町
9 あやめの里水郷潮来を巡るみち／潮来市
10 常陸の小京都たつごの里のみち／高萩市

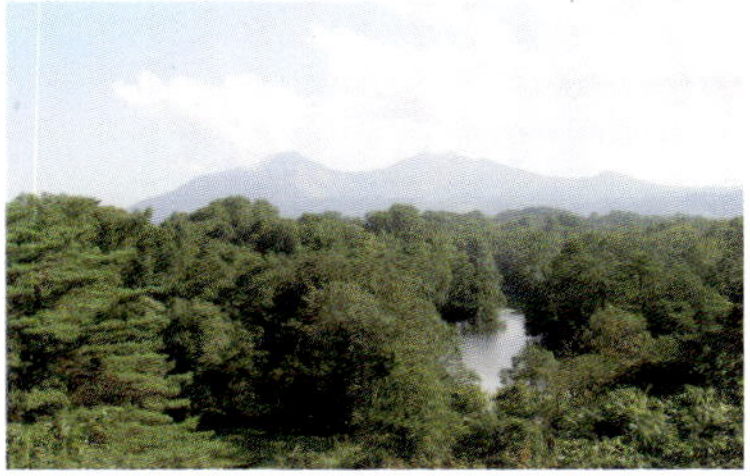

福島1　神秘の湖沼群・五色沼のみち／北塩原村

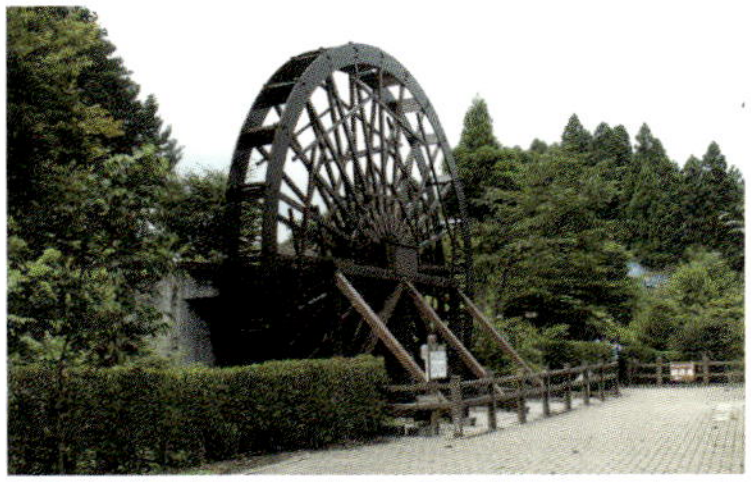

栃木3　日光街道・杉並木のみち／今市市

【栃木県】

1 豊郷まほろばのみち／宇都宮市
2 日光・戦場ヶ原のみち／日光市
3 日光街道・杉並木のみち／今市市
4 日光・憾満の路と滝尾のみち／日光市
5 南那須・荒川大金吊橋を渡るみち／南那須町
6 小山自然散策と歴史のみち／小山市
7 塩原名所旧跡と箒川渓谷のみち／那須塩原市
8 蔵の街とちぎと大平山へのみち／栃木市
9 壬生の歴史と自然を訪ねるみち／壬生町
10 足利・石だたみのみち／足利市

【群馬県】

1 渓谷美・諏訪峡を訪ねるみち／水上町
2 須川宿・たくみの里のみち／新治村
3 湯のさと・湯めぐり草津温泉峡のみち／草津町
4 懐かしき鉄道・アプトのみち／松井田町
5 高津戸峡と小平鍾乳洞を巡るみち／大間々町
6 近代化遺産と大正昭和の時代と出会うみち／桐生市
7 上野(こうずけ)前橋の史跡を巡るみち／前橋市
8 高崎・白衣大観音と出会うみち／高崎市

9 館林・つつじと歴史のみち／館林市
10 いずみ緑道と歴史のみち／大泉町、太田市
11 藤岡・新町の史跡と湖沼を巡るみち／藤岡市、新町
12 信長の系譜・城下町小幡の歴史をたどるみち／甘楽町

【埼玉県】

1 史跡を訪ねて梅の里おごせのみち／越生町
2 箭弓稲荷神社から岩殿観音へのみち／東松山市
3 奥州街道・草加の松並木のみち／草加市
4 トトロの森を訪ねるみち／所沢市
5 ふるさと見沼の自然探勝のみち／さいたま市
6 天覧山の史跡と森林浴のみち／飯能市
7 小江戸川越・蔵造りの町並み景観のみち／川越市
8 太古の歴史探訪・さきたま古墳を巡るみち／行田市
9 明治の偉人・渋沢栄一の生家を訪ねるみち／深谷市
10 植木のさと安行・緑と歴史をたどるみち／川口市
11 江戸巡礼古道をたどるみち／秩父市

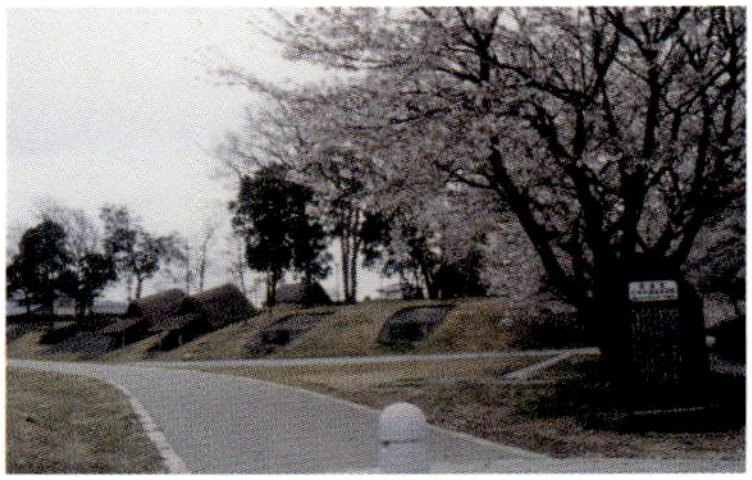
栃木6　小山自然散策と歴史のみち／小山市

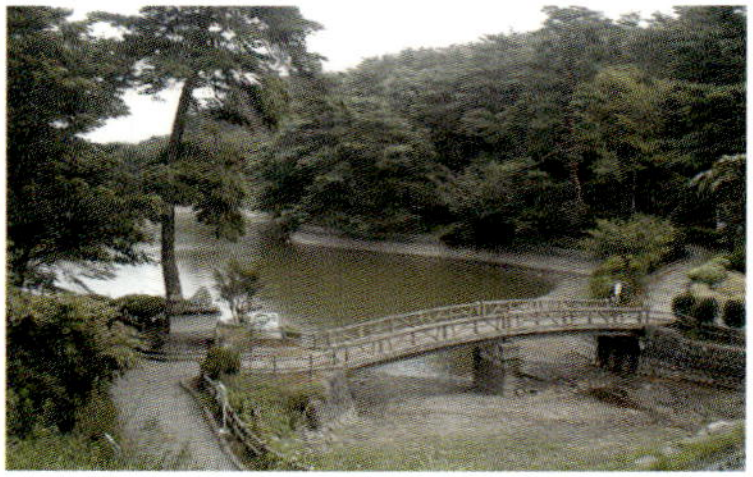
群馬11　藤岡・新町の史跡と湖沼を巡るみち／藤岡市、新町

【千葉県】

1 手賀沼と我孫子の歴史を訪ねるみち／我孫子市
2 千葉の水回廊を巡るみち／千葉市
3 千倉の花畑と潮風王国へのみち／千倉町
4 佐原の町なみと香取神宮へのみち／佐原市
5 谷津干潟から幕張新都心へのみち／習志野市、千葉市
6 市川の歴史と近代文学のみち／市川市
7 「とみさん」ふるさと自然のみち／富山町
8 北総の素朴な自然探勝のみち／印西市、白井市
9 利根運河と柏の葉公園を訪ねるみち／流山市、柏市
10 九十九里浜・南白亀川をたどるみち／白子町

【東京都】

1 皇居ぐるっと巡るみち／千代田区
2 新宿新都心と神宮外苑のみち／新宿区
3 寅さんの柴又帝釈天と水元公園へのみち／葛飾区
4 葛西臨海公園と親水公園へのみち／江戸川区
5 緑あふれる玉川上水緑道から小金井公園へのみち／武蔵野市
6 新撰組のふるさとを訪ねるみち「日野」／日野市

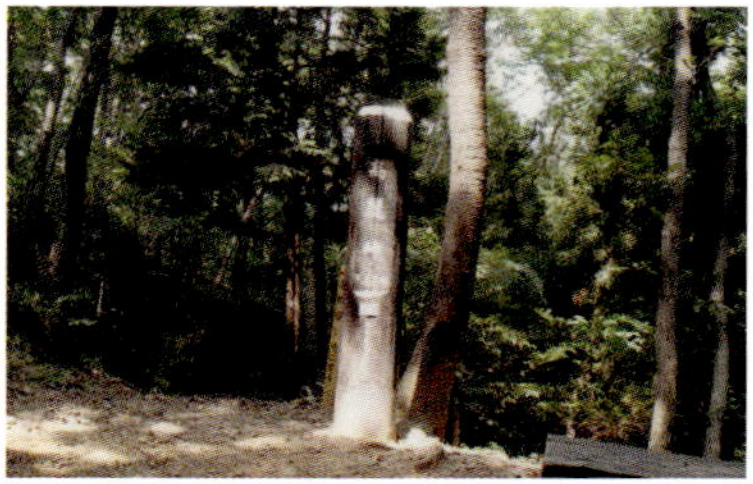
埼玉6　天覧山の史跡と森林浴のみち／飯能市

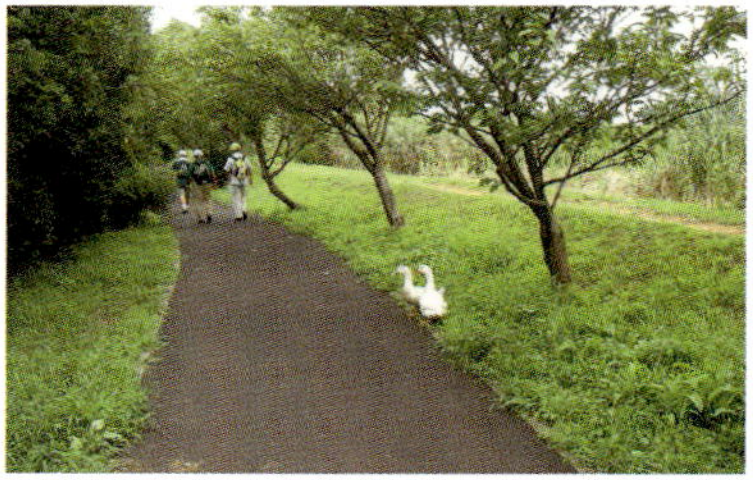
千葉1　手賀沼と我孫子の歴史を訪ねるみち／我孫子市

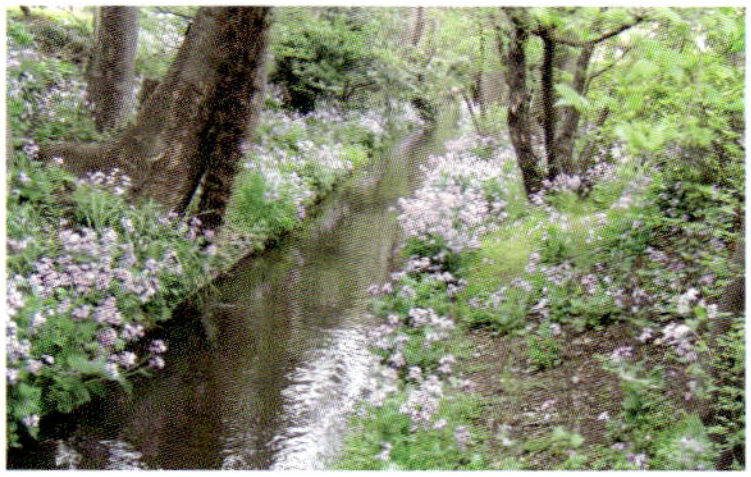
東京5　緑あふれる玉川上水緑道から小金井公園へのみち／武蔵野市

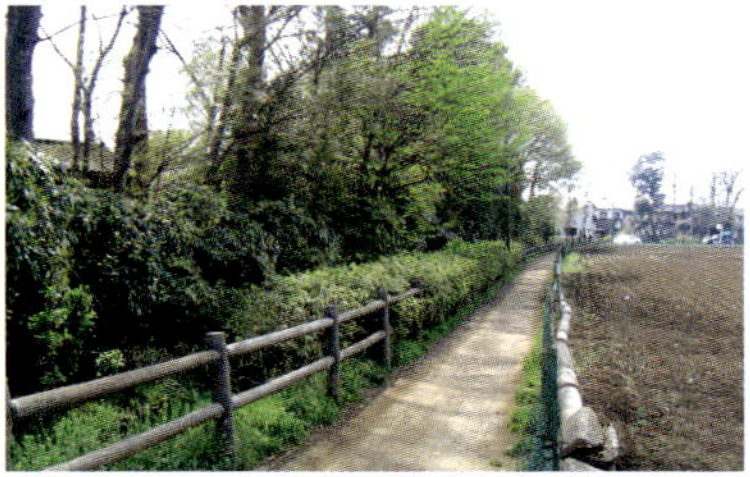
東京5　緑あふれる玉川上水緑道から小金井公園へのみち／武蔵野市

7 花めぐり・薬師池公園へのみち／町田市
8 多摩丘陵・よこやまのみち／多摩市
9 のんびり小平グリーンロード／小平市
10 こくぶんじ恋のみち・野川のみち／国分寺市
11 調布の歴史と武蔵野のみち／調布市
12 伊豆大島・海のふるさと村を訪ねるみち／大島町
13 高尾の自然探勝のみち／八王子市

【神奈川県】

1 多摩・東生田の自然歩道／川崎市、稲城市、多摩市
2 みなと横浜とっておきスポット（渚と街）を巡るみち／横浜市
3 横須賀・海の手文化を訪ねるみち／横須賀市
4 城ヶ島・入り江のみち／三浦市
5 鎌倉「学校唱歌」を訪ねるみち／鎌倉市
6 江ノ島と湘南の海浜のみち／藤沢市
7 相模川・清流と遊ぶみち／相模原市
8 大和泉の森から座間谷戸山公園へのみち／大和市、座間市
9 川村城址と洒水の滝へのみち／山北町
10 箱根旧街道／箱根町

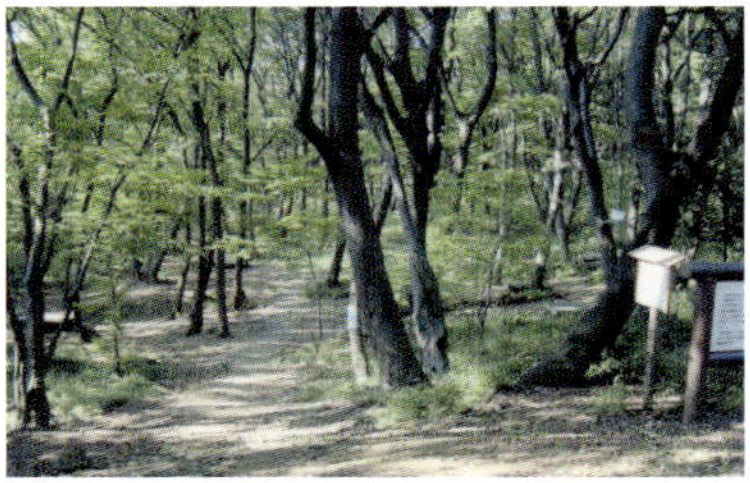
神奈川1　多摩・東生田の自然歩道／川崎市、稲城市、多摩市

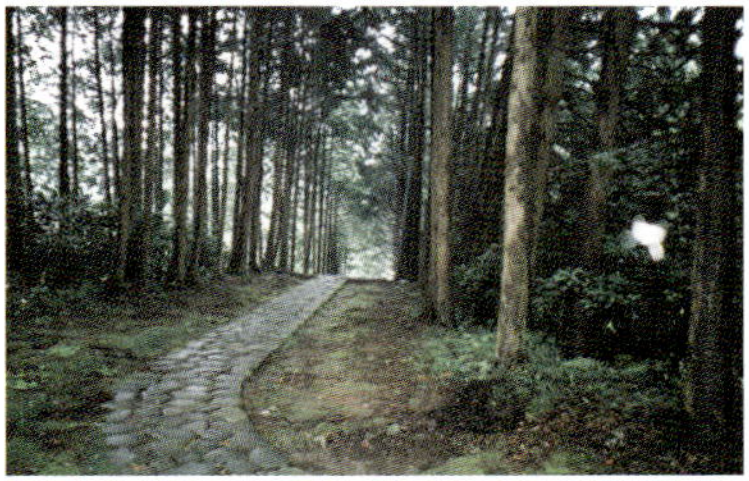
神奈川11　太閤一夜城と長興山・史跡のみち／小田原市

11 太閤一夜城と長興山・史跡のみち／小田原市

【新潟県】

1 城下町村上の歴史と町屋巡りのみち／村上市
2 角兵衛獅子のふるさとから廃線跡のみち／月潟村
3 良寛さまと歩くみち（寺泊・分水国上・出雲崎）／寺泊町、分水町、出雲崎町
4 佐渡相川・尖閣湾の昔みち／佐渡市
5 佐渡小木・千石船の里のみち／佐渡市
6 謙信の春日山城と日本海をたどるみち／上越市
7 塩の道・糸魚川を訪ねるみち／糸魚川市
8 赤池ブナ林・妙高高原、自然探勝のみち　妙高村、妙高高原町
9 芭蕉が歩いた石畳、出羽街道大沢峠のみち／山北町
10 新潟の下町と新潟島を訪ねるみち／新潟市
● 長岡三傑の足跡をあるく（河井、小林、山本）／長岡市
● 錦鯉と闘牛・伝統文化と大展望の金倉山／小千谷市

※この2コースは当初選定されましたが、新潟県中越地震により道路事情が悪化したため辞退されました

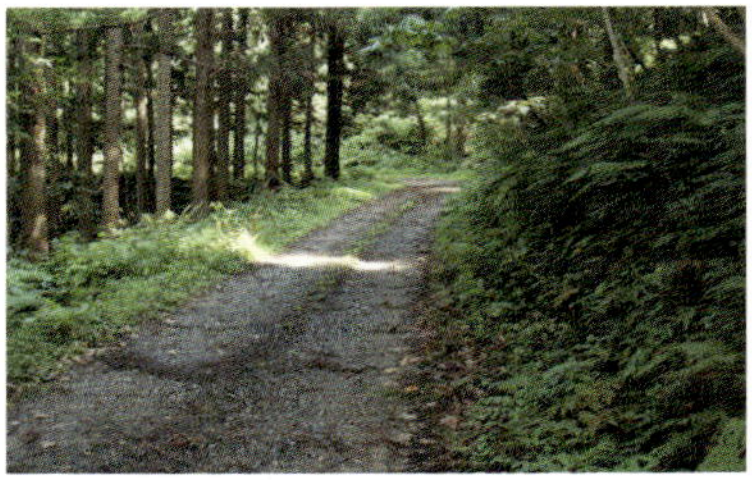

新潟9　芭蕉が歩いた石畳、出羽街道大沢峠のみち／山北町

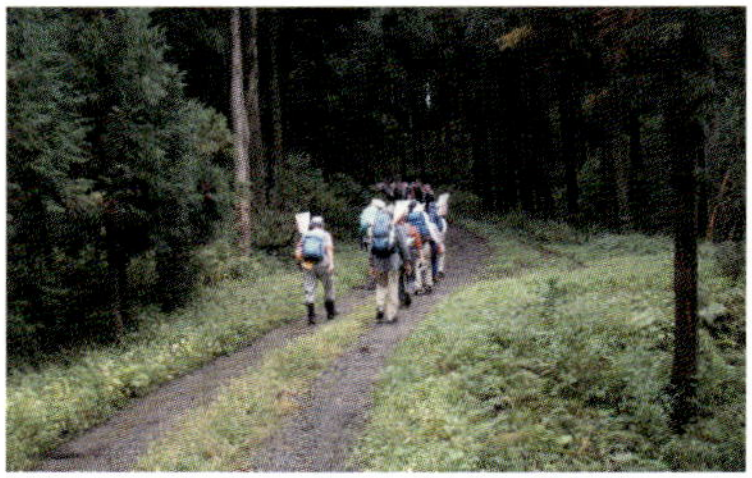

新潟7　塩の道・糸魚川を訪ねるみち／糸魚川市

【富山県】

1 前田藩の文化と町並みに出会うみち／高岡市
2 立山山麓・百間滑（ひゃっけんなめ）のみち／大山町
3 野外自然博物館と宮崎城跡展望のみち／朝日町
4 越中の湧水と海辺のみち／入善町
5 井波の街並み散策路／井波町
6 城端、句碑めぐりと石畳のみち／城端町
7 望ケ原天然林のみち／南栃市
8 万葉の史跡と白砂青松の海岸を巡るみち／氷見市
9 立山美女平森の巨人たちのみち／立山町
10 清水の里生地を巡るみち／黒部市

【石川県】

1 能登半島珠洲（すず）岬自然歩道／珠洲市
2 七尾湾展望・温泉と海の幸のみち／七尾市
3 歴史国道・倶利伽羅峠を越えるみち／津幡町
4 金沢・用水と歩くみち／金沢市
5 金沢城下町、にし茶屋・寺町を巡るみち／金沢市
6 水郷公園・木場潟を巡るみち／小松市
7 白山麓手取渓谷・橋巡りのみち／白山市
8 加賀・大聖寺藩の町並み散策路／加賀市

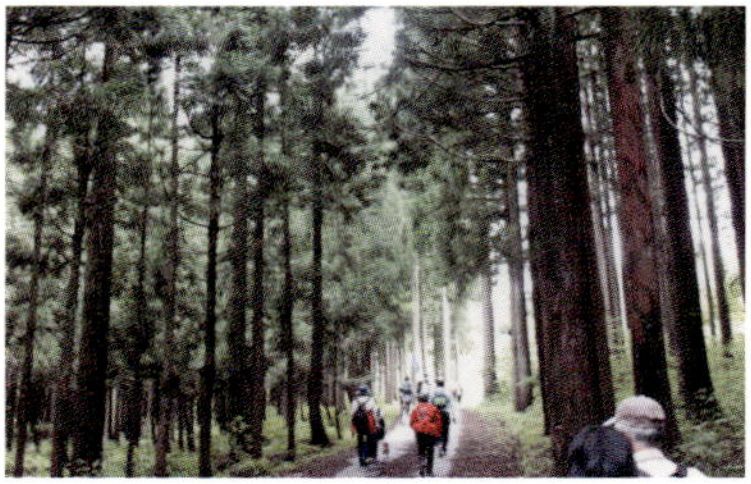

富山2　立山山麓・百間滑（ひゃっけんなめ）のみち／大山町

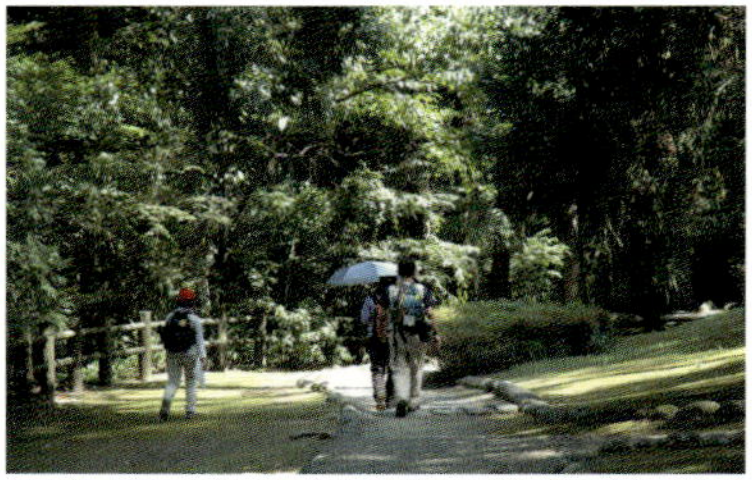

石川9　芭蕉と歩くゆげ街道・山中温泉のみち／山中町

9 芭蕉と歩くゆげ街道・山中温泉のみち／山中町
10 輪島・金蔵（かなぐら）五ケ寺を巡るみち／輪島市

【福井県】

1 東尋坊・荒磯のみちと三国湊を訪ねるみち／三国町
2 奥越の小京都・大野、歴史回廊を巡るみち／大野市
3 足羽三山と桜堤防のみち／福井市
4 鯖江・西山つつじのみち／鯖江市
5 平泉寺・幽玄の道をたどるみち／勝山市
6 北陸道・今庄宿と湯尾峠をたどるみち／南越前町
7 越前府中・紫式部を偲ぶみち／武生市
8 三方五湖　ふれあいのみち／三方町
9 気比の松原・敦賀レトロ海道を巡るみち／敦賀市
10 さば街道・名水と熊川宿を訪ねるみち／上中町
11 歴史街道・若狭小浜を訪ねるみち／小浜市

【山梨県】

1 清里開拓のみち・安池興男物語のみち／高根町
2 富士山展望・河口湖畔のみち／富士河口湖町
3 信玄棒道から三分一湧水をたどるみち／北杜市、

小淵沢町
4 富士吉田登山道へつづくみち／富士吉田市、富士河口湖町
5 花の都山中湖から湧水の忍野八海へのみち／山中湖村、忍野村
6 甲斐の道・茶道峠を越えるみち／笛吹市、甲府市
7 信玄堤をたどるみち／甲斐市
8 日本三大堰・徳島堰を巡るみち／韮崎市、南アルプス市
9 甲斐の道・秩父往還（塩山～山梨）／山梨市、塩山市
10 とみざわ・六地蔵を巡るみち／南部町

【長野県】

1 安曇野北アルプス展望のみち／池田町、大町市
2 縄文遺跡蓼科尖石（とがりいし）とせせらぎのみち／茅野市
3 諏訪湖一周のみち／諏訪市
4 アルプスの城下町・松本、逍遥のみち／松本市
5 南アルプス展望・飯田の散歩みち／飯田市
6 大平、妻籠、馬籠・宿場をつなぐみち／大平、妻籠、馬籠
7 アルプス展望、りんご街道を巡るみち／中川村
8 一茶と歩く北国街道・野尻湖のみち／牟礼村、信濃町
9 馬に引かれて善光寺参り、展望のみち／長野市
10 塩田平・別所温泉～鹿教湯温泉 里山のみち／上田市、丸子町
11 栗と北斎に出会うみち／小布施町
12 真田一族のロマンと菅平高原のみち／真田町

【岐阜県】

1 野麦街道・糸ひきのみち／高根村
2 世界遺産・白川郷、合掌集落を訪ねるみち／白川村
3 小京都・飛騨高山の町並みを巡るみち／高山市
4 御鮨街道（岐阜街道）岐阜～笠松を巡るみち／岐阜市
5 多治見・修道院と古刹を訪ねるみち／多治見市
6 天下分け目の関ケ原と奥の細道を訪ねるみち／関ケ原町、大垣市
7 東海道・羽島の美濃路をたどるみち／羽島市
8 里山歩き・下呂温泉へのみち／下呂市
9 江戸情緒あふれる美濃町並みを訪ねるみち／

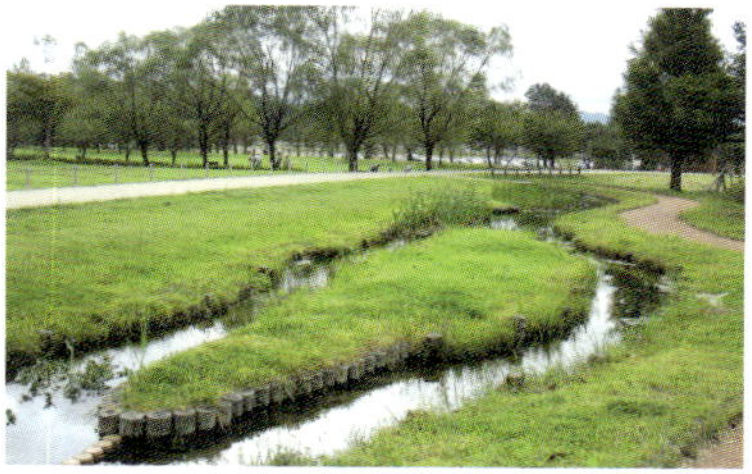
石川6　水郷公園・木場潟を巡るみち／小松市

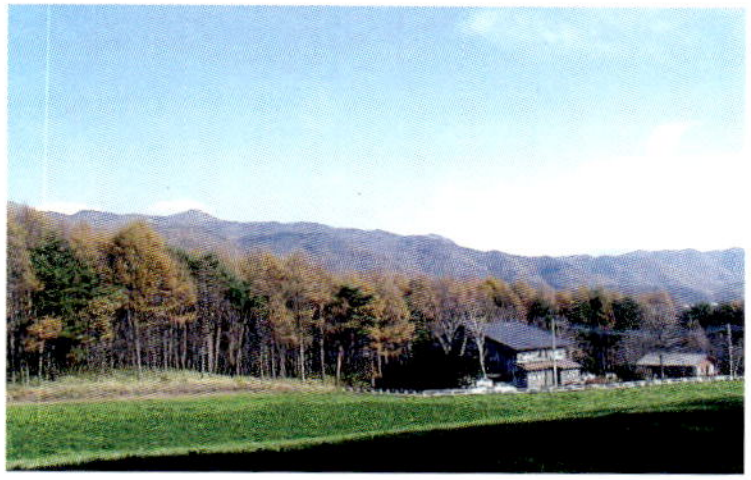
山梨8　日本三大堰・徳島堰を巡るみち／韮崎市、南アルプス市

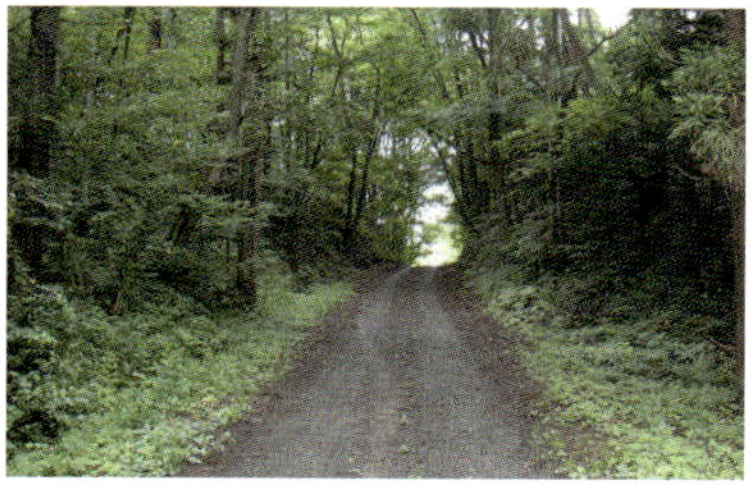
長野8　一茶と歩く北国街道・野尻湖のみち／牟礼村、信濃町

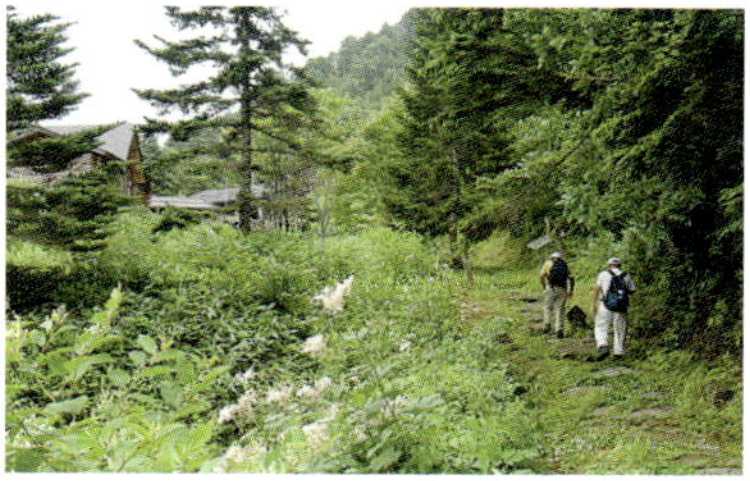
岐阜1　野麦街道・糸ひきのみち／高根村

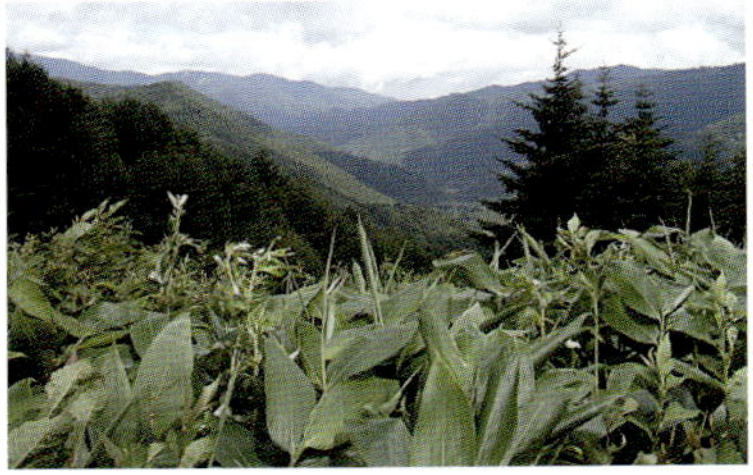

岐阜1　野麦街道・糸ひきのみち／高根村

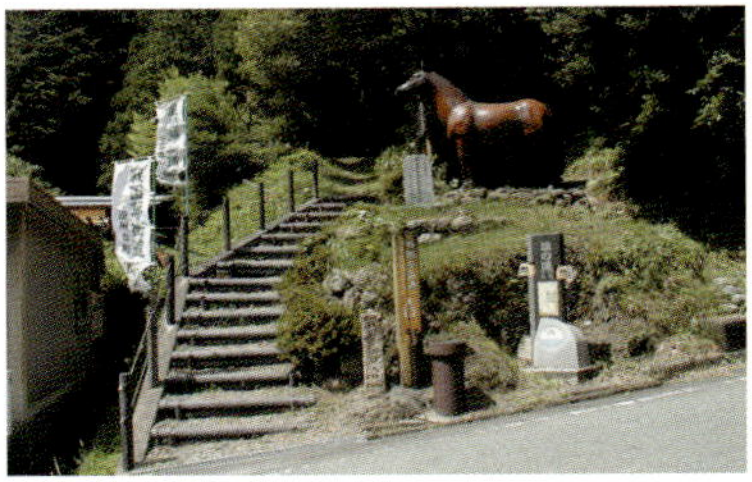

静岡10　戦国夢街道・秋葉詣でのみち／森町

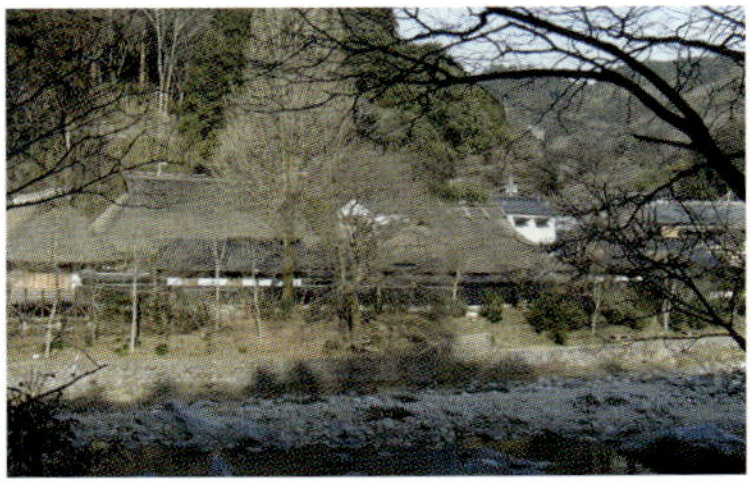

愛知5　中馬街道、足助・香嵐渓探勝のみち／足助町

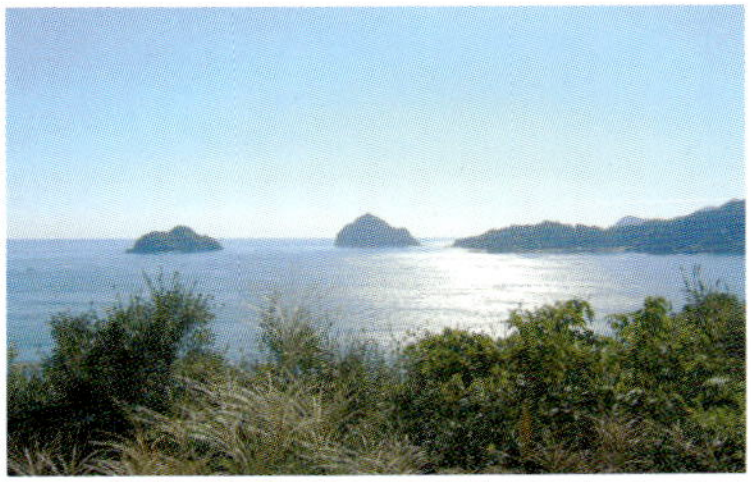

三重11　熊野古道・伊勢路を巡るみち／尾鷲市

美濃市
10 鍛冶のまち・関を訪ねるみち／関市
11 アルプス展望・神秘の森を探勝のみち／飛騨市

【静岡県】

1 春一番・下田水仙のみち／下田市
2 東海道（蒲原宿、由比宿）／蒲原町、由比町
3 東海道（金谷宿、さやの中山、茶畑）／掛川市
4 城ヶ崎海岸の自然とふれあうみち／伊東市
5 西坂から街中せせらぎのみち／三島市
6 浜松・家康が歩いたみち／浜松市
7 伊豆修善寺・文学と花のみち／伊豆市（修善寺）
8 秩父宮記念公園と富士山絶景のみち／御殿場市
9 蔦の細道・旧東海道歴史みち／静岡市
10 戦国夢街道・秋葉詣でのみち／森町
11 東海道ど真ん中ふくろいを訪ねるみち／袋井市

【愛知県】

1 東海道・宮の宿から有松へたどるみち／名古屋市熱田区、緑区
2 木曽三川公園から犬山城へのみち／一宮市
3 家康公生誕の地・岡崎を巡るみち／岡崎市
4 名古屋・東山の森の自然探勝のみち／名古屋市千種区
5 中馬街道、足助・香嵐渓探勝のみち／足助町
6 鬼のみちと高浜の史跡を巡るみち／高浜市
7 美濃路を歩く、清洲宿から起宿のみち／西枇杷島町
8 瀬戸・海上の森と窯垣の小みち／瀬戸市
9 「花鳥風月」崋山の世界を訪ねるみち／田原市
10 吉良の歴史と文学に出会うみち／吉良町

【三重県】

1 軽便鉄道と昭和の町に出会うみち／いなべ市
2 桑名城下町「水と歴史」を訪ねるみち／桑名市
3 東海道・関宿、町並みを巡るみち／亀山市
4 城下町「津」を巡るみち／津市
5 伊賀上野・城下町を巡るみち／伊賀市
6 伊勢街道・三雲町から松阪市へのみち／松阪市
7 伊勢街道・外宮、内宮、宇治山田、明和へのみち／伊勢市、明和町
8 九鬼嘉隆・御木本幸吉ゆかりの地を訪ねるみち／鳥羽市
9 赤目四十八滝へのみち／名張市

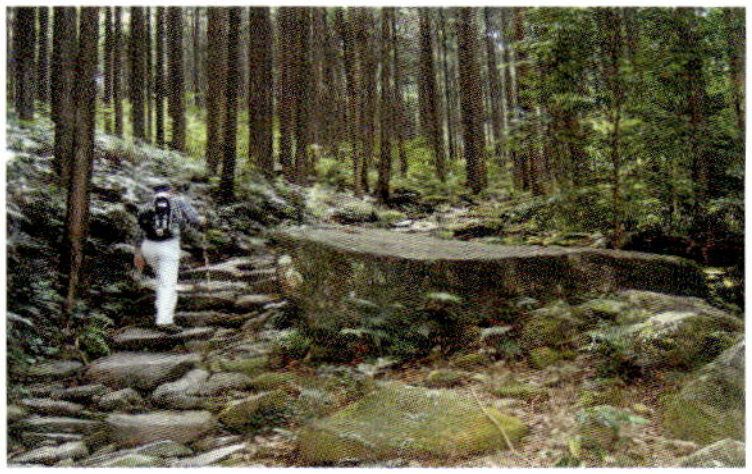

三重11　熊野古道・伊勢路を巡るみち／尾鷲市

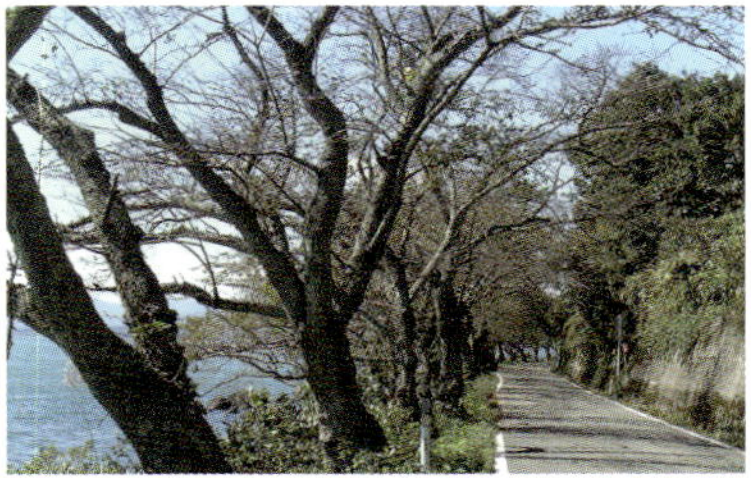

滋賀5　琵琶湖さざなみ街道と古津堅田のみち／草津市、守山市、大津市

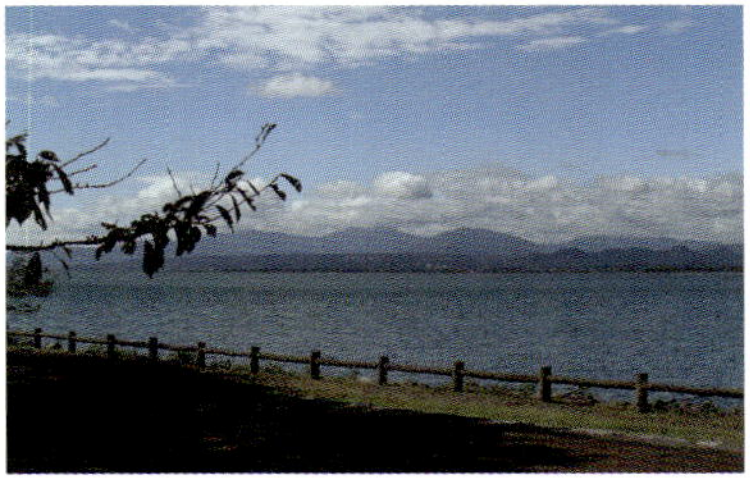

滋賀5　琵琶湖さざなみ街道と古津堅田のみち／草津市、守山市、大津市

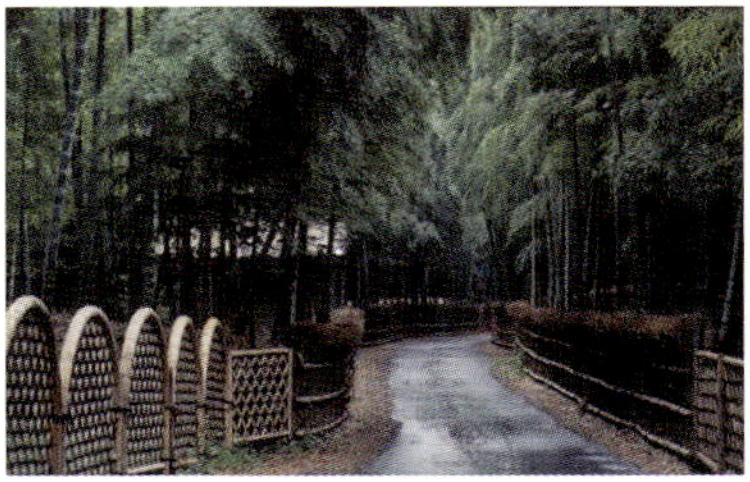

京都1　竹の道と竹林を訪ねるみち／向日市

10 鈴鹿・花と歴史の遊歩道／鈴鹿市
11 熊野古道・伊勢路を巡るみち／尾鷲市

【滋賀県】

1 長浜・秀吉六瓢箪を巡るみち／長浜市
2 中山道・(武佐宿～愛知川～高宮宿)／近江八幡市、安土町、五個荘町愛知川町、豊郷町、彦根市
3 近江八幡の歴史散歩／近江八幡市
4 中山道・(鳥居本宿～番場宿～醒井宿)／彦根市、米原町
5 琵琶湖さざなみ街道と古津堅田のみち／草津市、守山市、大津市
6 旧東海道(土山宿～水口宿～横田の渡し)／甲賀市、湖南市
7 海津大崎・観桜のみち／高島市、西浅井町
8 新旭・湧水の里を訪ねるみち／高島市
9 比叡山・門前から峰道を巡るみち／大津市
10 大津京から仰木の棚田につづくみち／大津市

【京都府】

1 竹の道と竹林を訪ねるみち／向日市
2 古都京都をめぐるみち／京都市
3 海軍と赤レンガ倉庫を訪ねるみち／舞鶴市
4 京都、大原・三千院を訪ねるみち／京都市
5 当尾の石仏を訪ねるみち／加茂町
6 伏見の酒蔵と伏見稲荷千本鳥居を訪ねるみち／京都市
7 古都、嵯峨野のみち／京都市
8 美山・かやぶきの里を訪ねるみち／美山町
9 世界遺産の宇治・源氏物語を訪ねるみち／宇治市
10 天橋立・海を渡るみち／宮津市
11 長岡天満宮と勝竜寺城を巡るみち／長岡京市
12 亀岡七福神と和らぎのみち／亀岡市

【大阪府】

1 日本最古の狭山池から天野街道を巡るみち／堺市
2 熊野街道と名水・坂めぐり(歴史の散歩道)／大阪市
3 なにわの水路を巡るみち／大阪市
4 上の太子・王陵の谷を訪ねるみち／羽曳野市
5 陰陽道・安倍清明史跡めぐりのみち／和泉市
6 海上都市・咲洲(サキシマ)の水と緑を巡るみち／大阪市
7 紀州街道・泉大津から貝塚へのみち／泉大津市

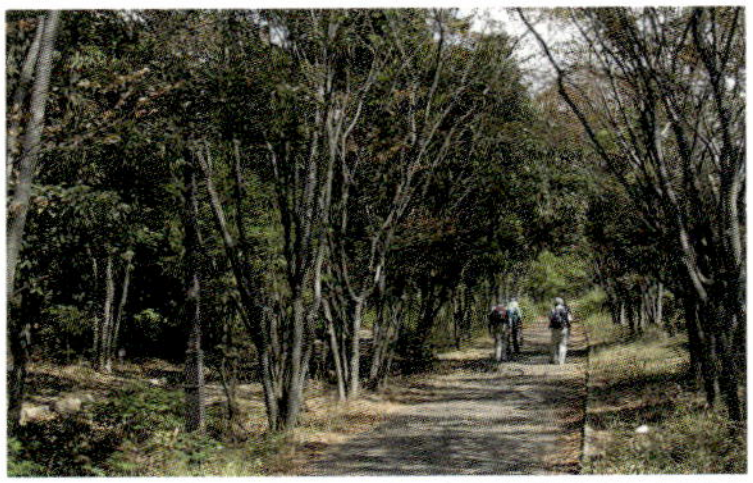
大阪6　海上都市・咲洲（サキシマ）の水と緑を巡るみち／大阪市

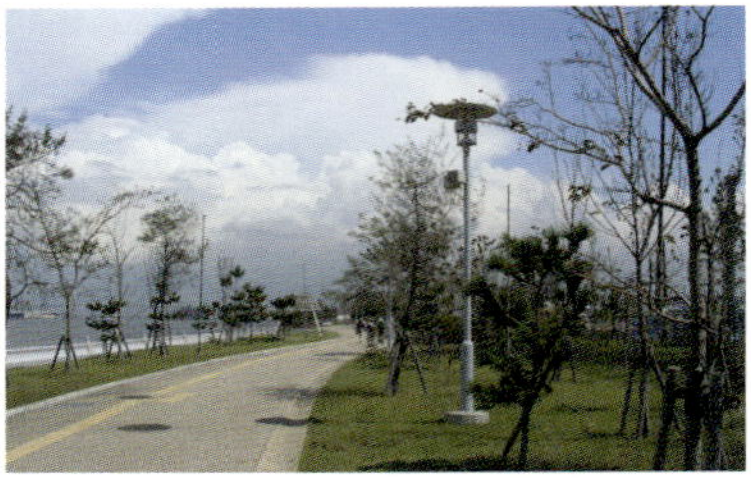
大阪6　海上都市・咲洲（サキシマ）の水と緑を巡るみち／大阪市

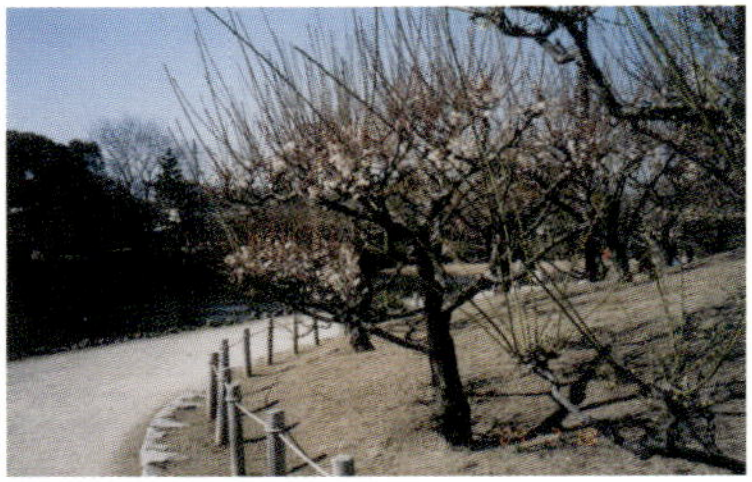
兵庫4　伊丹・水と緑とばらのみち／伊丹市

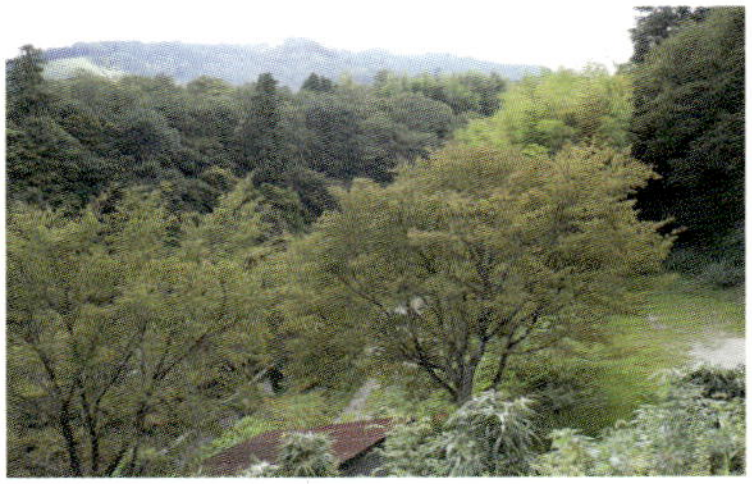
奈良7　日本一の桜のさと・吉野山を巡るみち／吉野町

8 泉南の旧街道を巡るみち／泉南市
9 商都・堺、千利休と与謝野晶子を偲ぶみち／堺市
10 高槻・鵜殿葦の原から西国街道を巡るみち／高槻市

【兵庫県】
1 淡路島・海と花のみち／淡路町、北淡町
2 国宝姫路城・散策のみち／姫路市
3 赤穂散策と御崎海岸のみち／赤穂市
4 伊丹・水と緑とばらのみち／伊丹市
5 丹波篠山城下町を訪ねるみち／篠山市
6 六甲森林浴のみち／神戸市
7 城下町出石お寺巡りのみち／出石町
8 明石・浜のみち／明石市
9 加古川下流域の今昔物語のみち／高砂市、加古川市
10 歴史と景勝の地・須磨から舞子の海岸へのみち／神戸市

【奈良県】
1 ヤマトタケルが歩いた山の辺のみち／天理市
2 日本神話のふるさと・葛城古道／御所市
3 飛鳥の文化にひたる明日香周遊のみち／明日香村
4 佐紀の里・西の京のみち／奈良市
5 万葉の大和三山を巡るみち／橿原市
6 矢田丘陵・矢田寺から松尾寺へのみち／生駒市
7 日本一の桜のさと・吉野山を巡るみち／吉野町
8 斑鳩のさと・大和郡山のみち／大和郡山市
9 大化の改新と多武峰（たむのみね）のみち／桜井市
10 国宝の寺（大野寺・室生寺）を巡るみち／室生村
11 柳生街道（春日大社～大柳生）／奈良市

【和歌山県】
1 熊野古道・中辺路（滝尻王子～湯峯温泉）／本宮町、中辺路町
2 高野山内散策と女人道／高野町
3 熊野古道（浜の宮王子～那智大社）／那智勝浦町
4 熊野古道（速玉神社～佐野王子）／新宮市
5 空海が切り開いた、高野山町石道のみち／かつらぎ町、九度山町、高野町
6 ぶらり海南歩き旅・徳川家墓所の長保寺へのみち／海南市、下津町
7 和歌の浦海岸から黒江の漆器へのみち／和歌山市、海南市

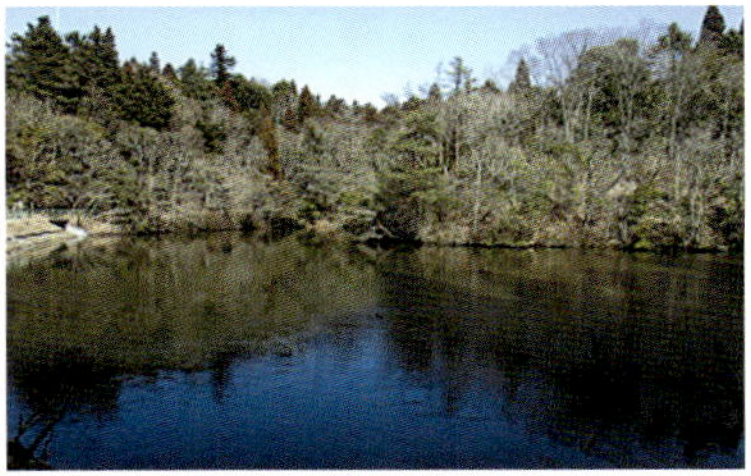
奈良11　柳生街道（春日大社～大柳生）／奈良市

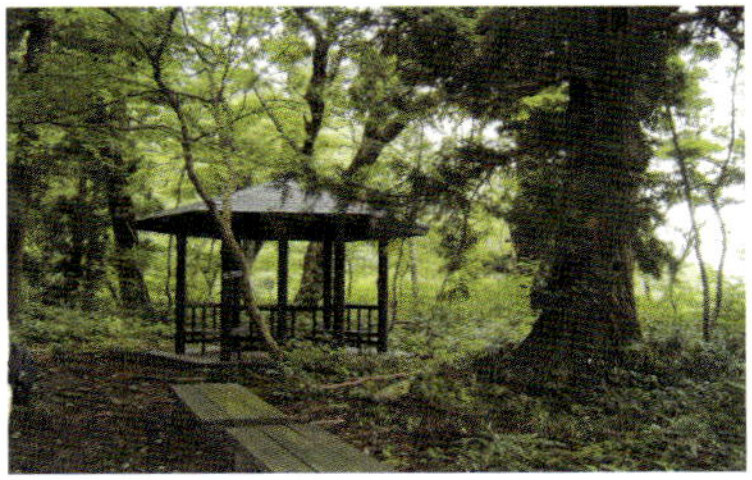
鳥取1　因幡街道・智頭（ちづ）宿と往来を訪ねるみち／智頭町

8 華岡青洲の里　大和街道の歴史探勝のみち／那賀町、粉河町
9 中将姫の隠れ里から湯浅の町並を訪れるみち／有田市、湯浅町
10 煙樹ヶ浜の松林と熊野古道（日ノ岬～道成寺）／美浜町、御坊市、川辺町

【鳥取県】

1 因幡街道・智頭（ちづ）宿と往来を訪ねるみち／智頭町
2 「鶴の湖」東郷湖を巡るみち／湯梨浜町
3 大山山麓、名水と古代のロマンを訪ねるみち／淀江町
4 「太平記」の舞台・潮風のみち／名和町
5 やすらぎの水辺三徳川と三朝温泉のみち／三朝町
6 鳥取砂丘と鳥取城址を巡るみち／鳥取市
7 倉吉白壁土蔵と国分寺遺跡を巡るみち／倉吉市
8 米子下町と彫刻ロードをたどるみち／米子市
9 鬼太郎と歩く、水木しげるロード／境港市
10 小泉八雲・ハーンのみち／中山町

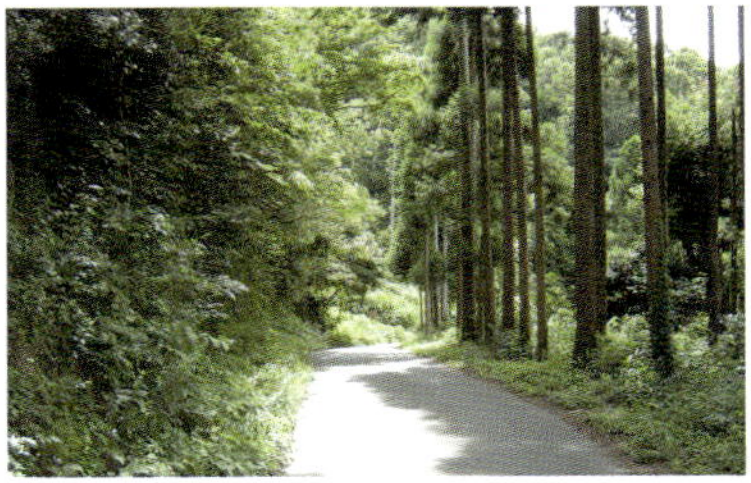
鳥取1　因幡街道・智頭（ちづ）宿と往来を訪ねるみち／智頭町

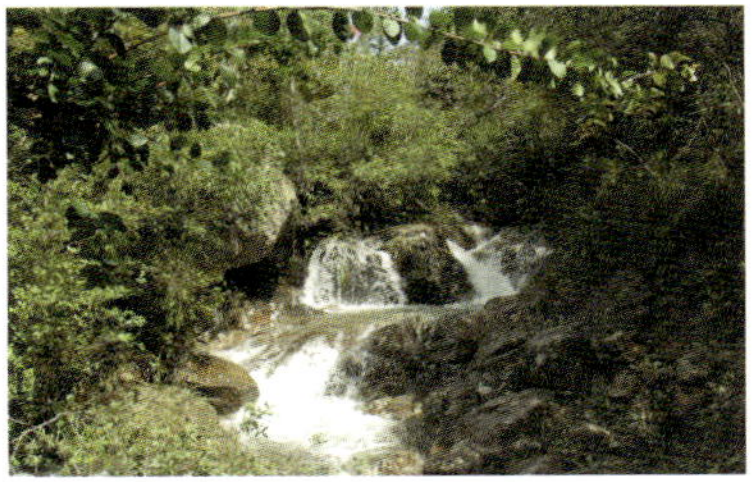
岡山10　玉野花野・深山公園を訪ねるみち／玉野市

【島根県】

1 出雲国風土記・すさのおのみち／佐田町
2 山陰の小京都津和野・城下を巡るみち／津和野町
3 ぐるっと松江・宍道湖～出雲かんべの里巡りのみち／松江市
4 石見銀山・往時を偲ぶ銀山街道／大田市
5 出雲大社・神都再発見、開拓の浜・門前を巡るみち／大社町
6 銅剣遺跡・古代ロマン思索のみち／斐川町
7 古い家並みが残る高瀬川・山手往還／出雲市
8 癒しの里やさか探訪のみち／弥栄村
9 一畑寺へ歩く、野仏のみち／平田市
10 活気みなぎる浜田漁港を巡るみち／浜田市
11 とって隠岐・西の島探勝のみち／西ノ島町

【岡山県】

1 日本のエーゲ海・牛窓、前島の歴史のみち／瀬戸内市
2 岡山城から瀧の口・吉備の中山へのみち／岡山市
3 蒜山山麓・牧場探勝のみち／八束村、川上村
4 ベンガラ色の吹屋ふるさと村のみち／高梁市
5 おふくの里・ぶらり勝山歴史みち／勝山町

- 6 日本三大山城・備中松山城を訪ねるみち／高梁市
- 7 江戸時代を歩く、津山ご城下巡るみち／津山市
- 8 倉敷美観地区・新熊野史跡を訪ねるみち／倉敷市
- 9 吉永から閑谷(しずたに)学校へのみち／吉永町、備前市
- 10 玉野花野・深山公園を訪ねるみち／玉野市
- 11 古代の山城鬼ノ城から岩屋寺へのみち／総社市

【広島県】

- 1 くれ歴史の道(ヒストリーコース)／呉市
- 2 世界文化遺産・原爆ドームコースを巡るみち／広島市
- 3 歴史と港町旅情・鞆の浦を訪ねるみち／福山市
- 4 歴史とバラの町・福山を訪ねるみち／福山市
- 5 世界文化遺産・宮島厳島神社へのみち／宮島町
- 6 いきいきロード・御調を訪ねるみち／御調町
- 7 二葉の里歴史の散歩道／広島市
- 8 お寺のまち・尾道七佛めぐり／尾道市
- 9 銀山街道を歩く・白壁のまち上下(じょうげ)／府中市上下町
- 10 生口島・平山郁夫美術館を訪ねるみち／瀬戸田町

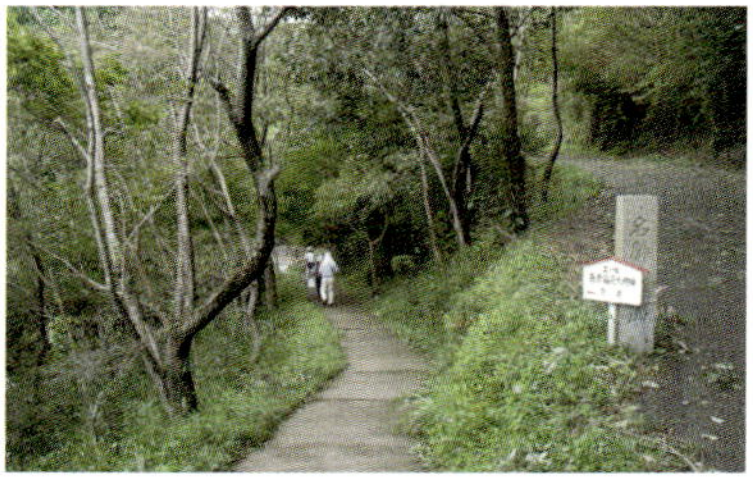

岡山10　玉野花野・深山公園を訪ねるみち／玉野市

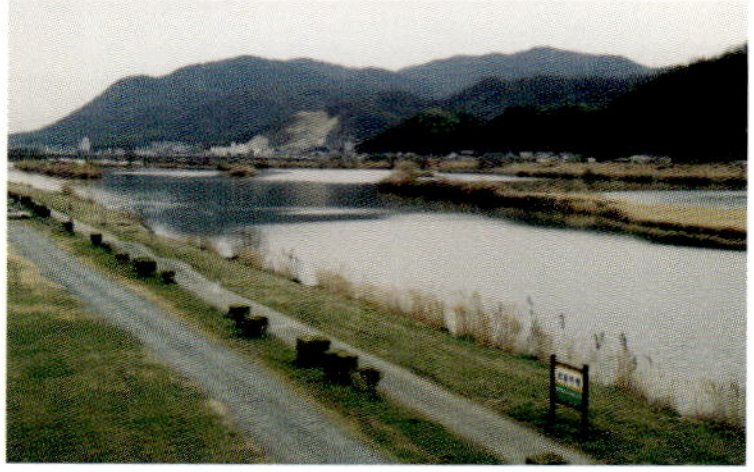

広島4　歴史とバラの町・福山を訪ねるみち／福山市

【山口県】

- 1 西の京・山口歴史探訪のみち／山口市
- 2 関門歴史ロード／下関市
- 3 秋吉台探勝のみち／秋芳(しゅうほう)町
- 4 時色の町・萩の歴史を訪ねるみち／萩市
- 5 萩往還(萩～佐々並～山口)／萩市、山口市
- 6 彫刻のまち宇部・常盤湖を巡るみち／宇部市
- 7 萩の水辺のみち／萩市
- 8 みすずWAYとみすずの詩情を訪ねる／長門市
- 9 陶の道・若山城登城のみち／周南市
- 10 彦島一周と関門海峡を訪ねるみち／下関市

【徳島県】

- 1 鳴門海峡渦潮を観るみち／鳴門市
- 2 阿波の遍路道(吉野川)／吉野川市
- 3 阿波の遍路道・山なみ遊歩道／羽ノ浦町、阿南市、日和佐町
- 4 讃岐街道・義経が通った道Ⅱ／板野町
- 5 かみいたロマンのみち／上板町
- 6 箸蔵街道(池田)／池田町
- 7 眉山とひょうたん島巡りのみち／徳島市
- 8 義経が通った道Ⅰと憩いのみち／小松島市

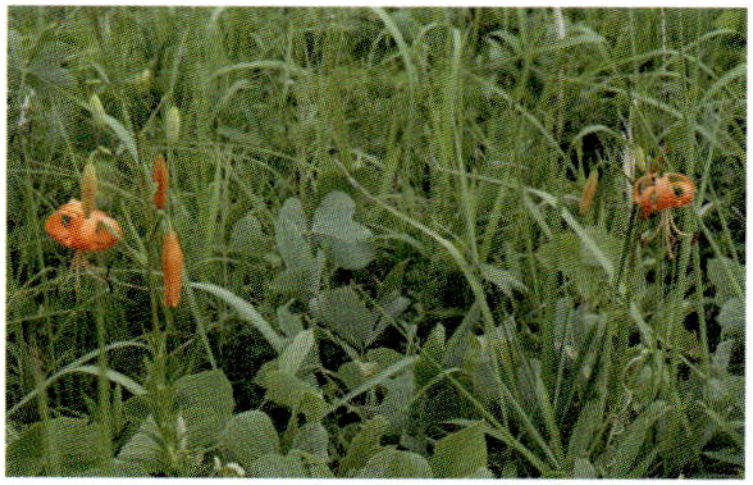

山口1　西の京・山口歴史探訪のみち／山口市

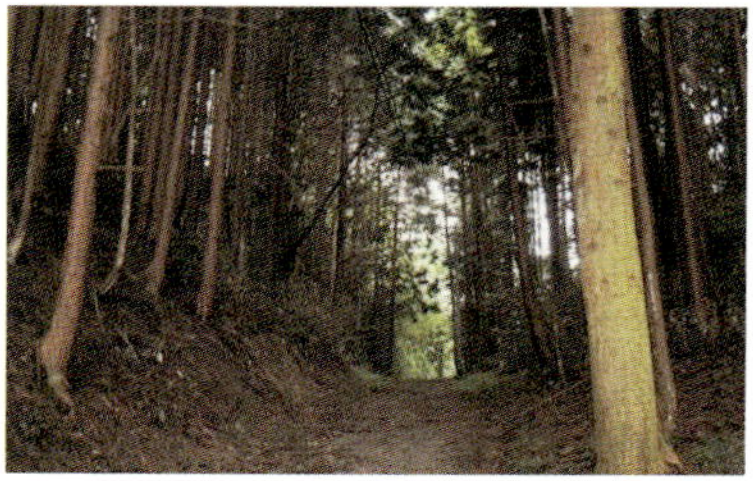

山口1　西の京・山口歴史探訪のみち／山口市

美しい日本の歩きたくなるみちリスト

9 潮風に吹かれ、清流海部川のみち／海南町

10 マリンブルーの海と化石連痕を訪ねるみち／宍喰町

【香川県】

1 源平合戦史跡を巡るみち／高松市、牟礼町

2 小豆島（二十四の瞳）を巡るみち／内海町

3 こんぴら街道・満濃池のみち／琴平町、仲南町、満濃町、丸亀市

4 東かがわ杜のみち／東かがわ市

5 西讃霊場と有明浜を巡るみち／観音寺市、豊中町

6 弘法大師の生誕地を訪ねるみち／善通寺市

7 塩飽諸頭本島の歴史散歩みち／丸亀市

8 浦島太郎伝説の里を巡るみち／詫間町

9 崇徳天皇ゆかりの地を訪ねるみち／坂出市

10 桃太郎伝説鬼ケ島を訪ねるみち／高松市

【愛媛県】

1 しまなみ海道（今治、吉海、宮窪、伯方、大三島、上浦）／今治市、大三島町、上浦町

2 おはなはん肱川と町並み散策のみち／大洲市

3 四国の道　八日市歴史のみち／内子町

4 天と海と出会うみち／西予市（せいよ）

5 積善山遊歩道・桜登山道／上島町

6 旧新宮村・志の道／四国中央市

7 きらめく宇和海と段々畑のみち／宇和島市

8 滑床渓谷を巡るみち／宇和島市

9 伊予山の辺のみち／松山市

10 伊予の遍路みち／四国中央市

【高知県】

1 野根山街道・宿屋杉のみち／奈半利町

2 土佐入野松原へのみち／大方町

3 足摺へんろみち／土佐清水市

4 四万十川・あかめのみち／中村市

5 大堂猿のみち／大月町

6 高知城・五台山より桂浜へのみち／高知市

7 塩の道（物部大栃－赤岡）／物部村、香北町、香我美町、野市町、赤岡町

8 室戸岬・乱礁とへんろみち／室戸市

9 浪漫の森　横倉山をゆく／小径　越知町

10 ソニアウオーキングコース／仁淀村、池川町、佐川町

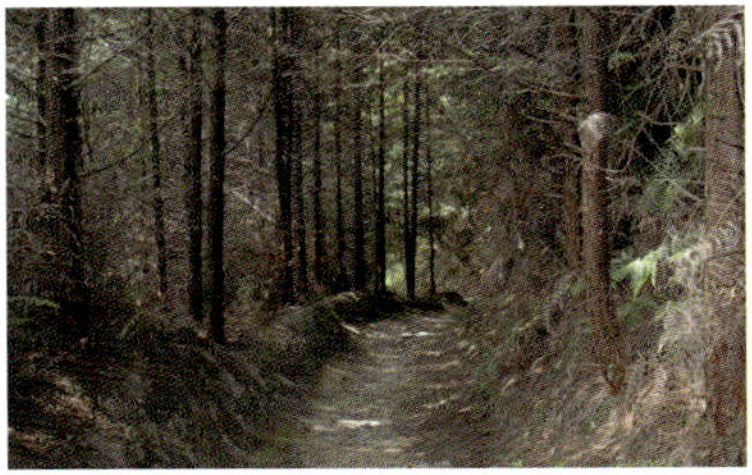

徳島6　箸蔵街道（池田）／池田町

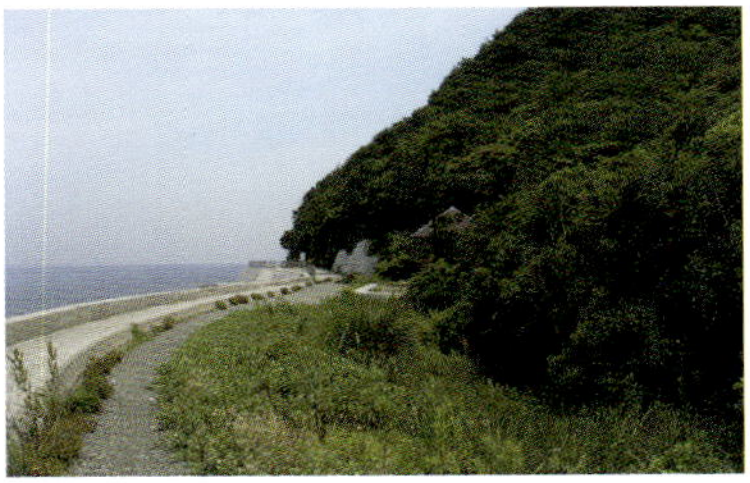

香川2　小豆島（二十四の瞳）を巡るみち／内海町

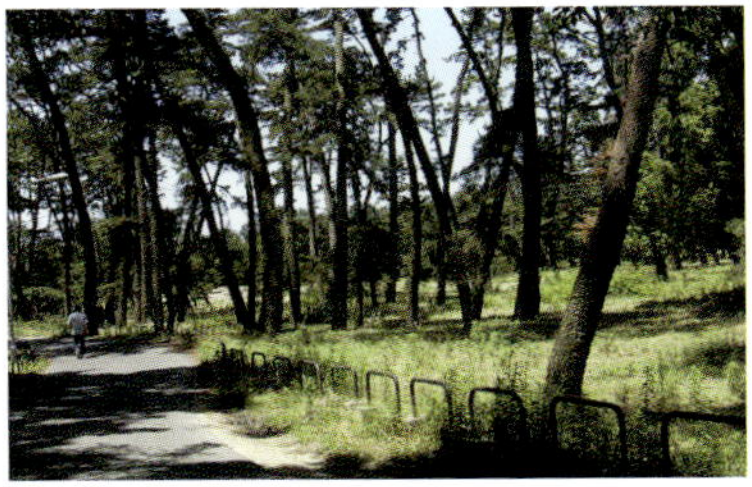

香川2　小豆島（二十四の瞳）を巡るみち／内海町

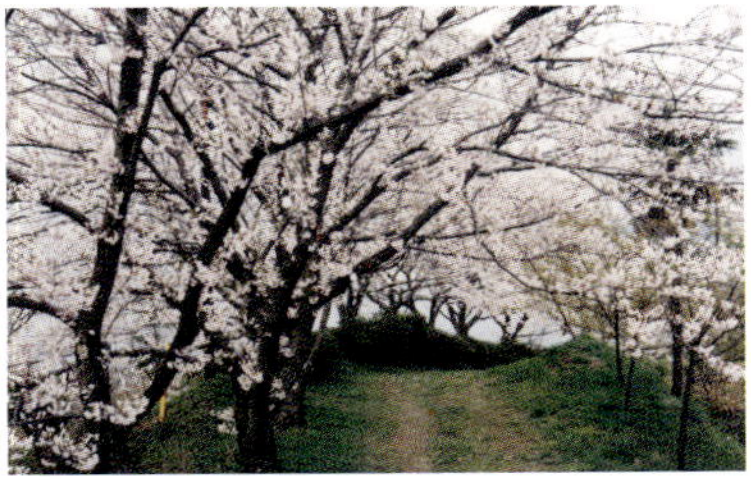

愛媛5　積善山遊歩道・桜登山道／上島町

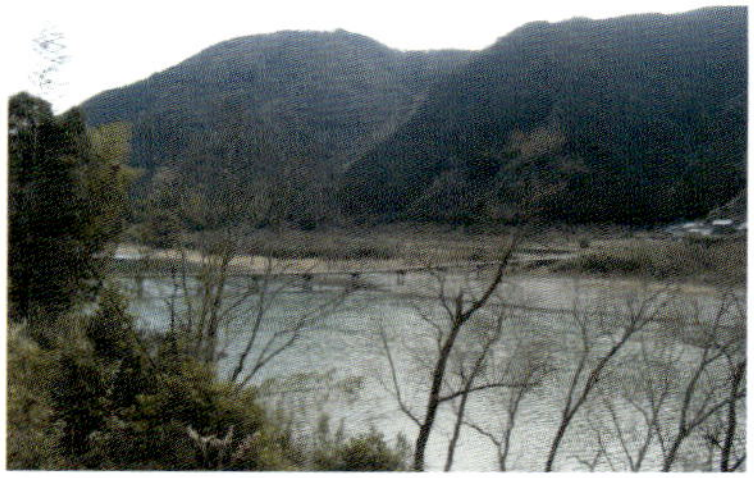
高知4　四万十川・あかめのみち／中村市

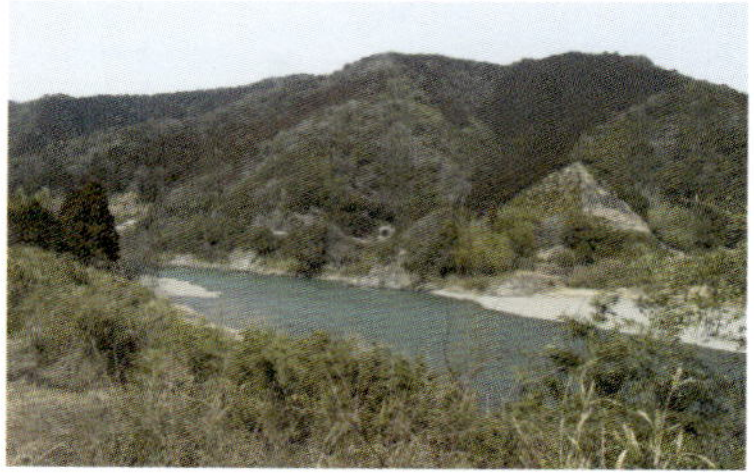
高知4　四万十川・あかめのみち／中村市

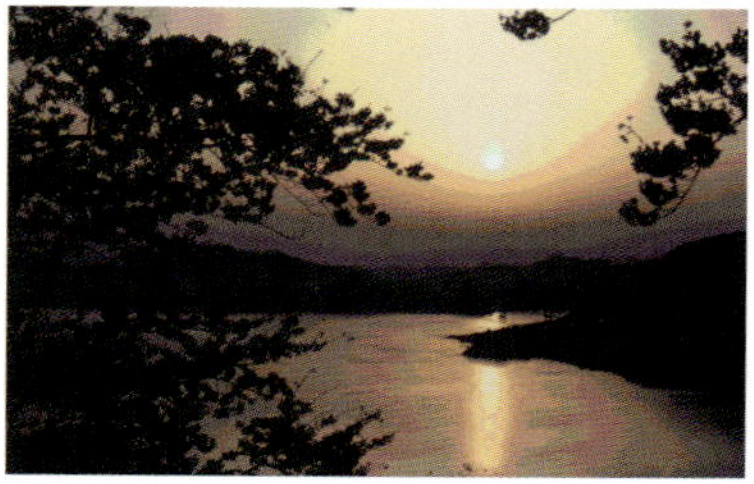
福岡10　志摩半島サンセットロード／志摩町

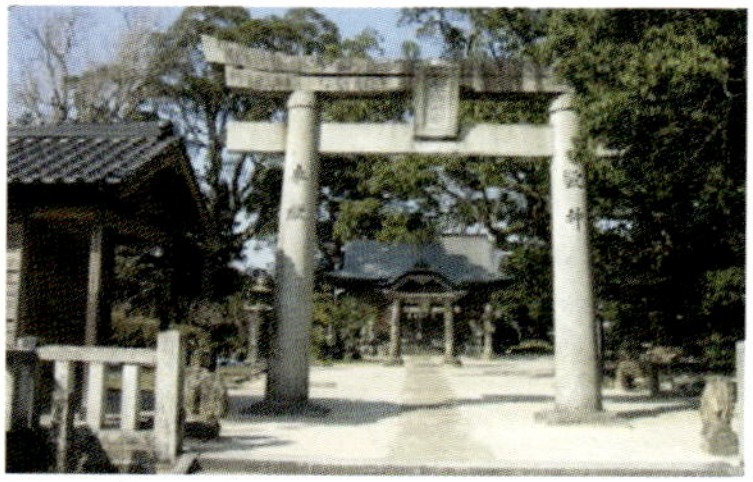
佐賀1　近年の交通遍歴、佐賀城址・長崎街道／佐賀市

【福岡県】

1 長崎街道・潮騒のみち／北九州市
2 御井の三泉、高良川・草野の里を巡るみち／久留米市
3 水都・柳川、水辺の散歩みち／柳川市
4 清水山の史跡を巡るみち／瀬高町
5 農村アメニティ・山包のみち／田主丸町
6 万葉の里・太宰府歴史探訪のみち／筑紫野市
7 長崎街道・小竹町歴史探訪のみち／小竹町
8 海の中道、志賀の島を巡るみち／福岡市
9 八女丘陵の古墳群を訪ねるみち／八女市、広川町
10 志摩半島サンセットロード／志摩町

【佐賀県】

1 近年の交通遍歴、佐賀城址・長崎街道／佐賀市
2 いで湯と陶芸の武雄・自然と歴史のみち／武雄市
3 歴史公園「丹邱の里」へのみち／多久市
4 有田陶磁器の里を訪ねるみち／有田町
5 黒髪山乳待坊ロマンのみち／山内町
6 秘窯の里・伊万里を巡るみち／伊万里市
7 唐津城下と虹の松原を訪ねるみち／唐津市
8 肥前浜の酒造場を巡るみち／鹿島市
9 水と緑の仁比山・吉野ヶ里を巡るみち／神崎町
10 5万本のつつじ寺・大興善寺へのみち／基山町

【長崎県】

1 五島列島・遣唐使旅立ちのみち／五島市
2 平戸街道（田平～東彼杵）／田平町、東彼杵町
3 島原街道（鍋島藩領）と島原城址城下町を巡るみち／島原市
4 浦上街道・異国情緒と坂を巡るみち／長崎市
5 佐世保・九十九島眺望のみち／佐世保市
6 長崎街道（長崎・東彼杵）／長崎市、東彼杵町
7 大航海時代の平戸城下町を巡るみち／平戸市
8 雲仙・地獄歩道を巡るみち／小浜町
9 対馬、美津島町（自然と共に歩く）を巡るみち／対馬市
10 壱岐市：自給自足の島を巡るみち／壱岐市

【熊本県】

1 水前寺公園と熊本城下歴史探訪のみち／熊本市、天水町
2 球磨川と人吉相良の歴史を訪ねるみち／人吉市
3 矢部郷「通潤橋」へつづくみち／矢部町

4 不知火海展望と土蔵、白壁の松合のみち／宇城市
5 八代・火の国発祥の地、石工の里のみち／宮原町、八代市
6 西南の役「田原坂」歴史のみち／植木町、玉東村
7 阿蘇外輪山と白川水源、一心行の桜を巡るみち／白水村
8 天草の海と切支丹を訪ねるみち／本渡市
9 あんずの丘と菊智城歴史探訪のみち／山鹿市、菊池市
10 南小国・そば街道／南小国町

【大分県】

1 日出町城下、城上絶景のみち／日出町
2 湯布院田園のみち／湯布院町
3 リアス式海岸・四浦半島海辺のみち／津久見市
4 坂道の城下町きつき探訪と水辺のみち／杵築市
5 清流と石橋散策のみち／院内町
6 竹田御城下・石橋と入田湧水群を巡るみち／竹田市
7 久住高原・北瀧ロマン街道／久住町
8 滝と石仏、水車通り／緒方町
9 温泉と花ののんびり散策路／別府市
10 三重の桜並木と市場通り／三重町
11 歴史と文学寿司のみち／佐伯市

【宮崎県】

1 サンマリンのみち／宮崎市
2 都城・桜と甌穴を訪ねるみち／都城市
3 延岡展望・愛宕山のみち／延岡市
4 美々津の町並みと太平洋パノラマのみち／日向市
5 照葉樹林都市・綾、探訪のみち／綾町
6 ひむかの国・宮崎、神話の里を巡るみち／宮崎市
7 えびの高原池めぐり、自然とふれあうみち／えびの市
8 高千穂峡を巡るみち／高千穂町
9 小林の陰陽石・三之宮峡を巡るみち／小林市
10 南国都井岬、癒しのみち／串間市

【鹿児島県】

1 火の島桜島・溶岩なぎさのみち／鹿児島市
2 薩摩街道・白銀坂をたどるみち／鹿児島市、吉田町、姶良町
3 出水・鶴の里を巡るみち／出水市
4 竜馬ハネムーンロード／牧園町

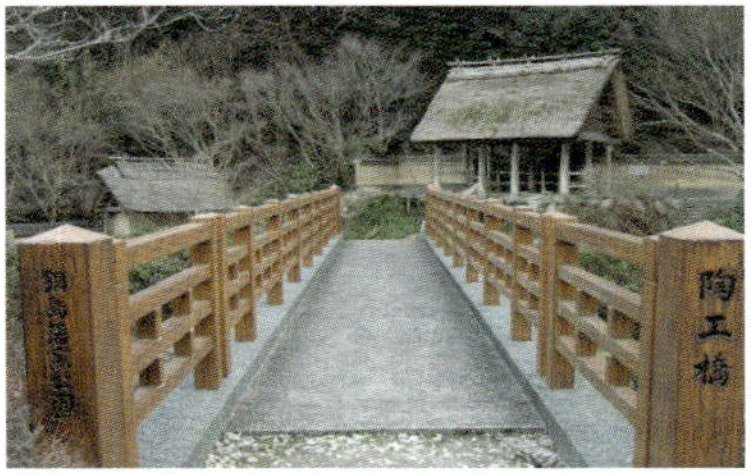

佐賀1　近年の交通遍歴、佐賀城址・長崎街道／佐賀市

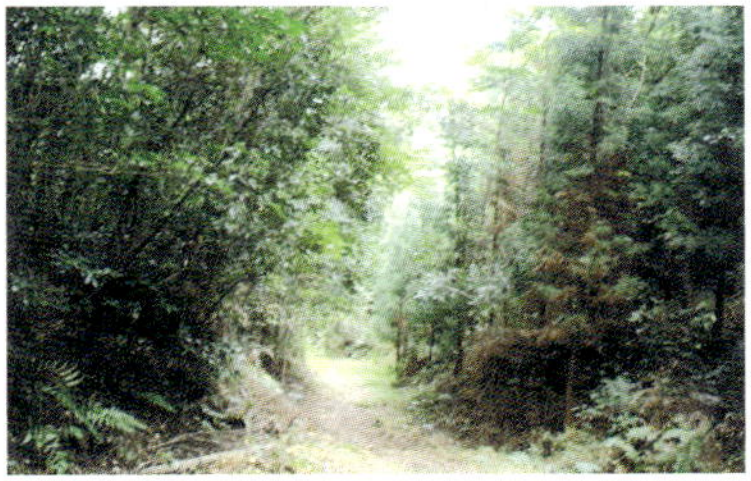
長崎1　五島列島・遣唐使旅立ちのみち／五島市

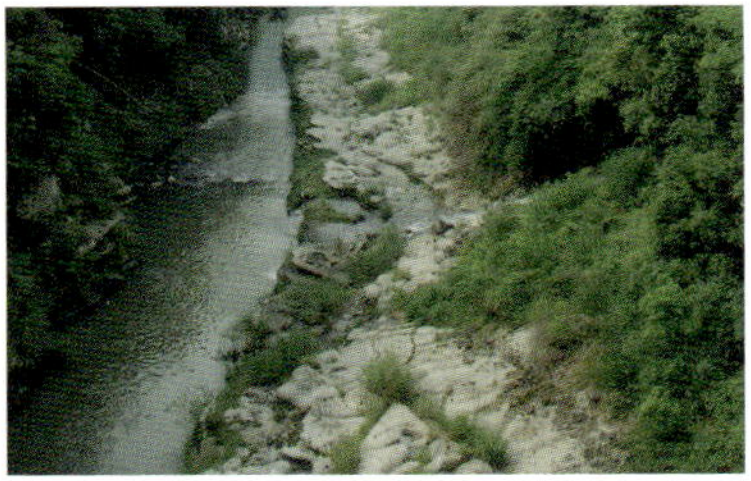
大分5　清流と石橋散策のみち／院内町

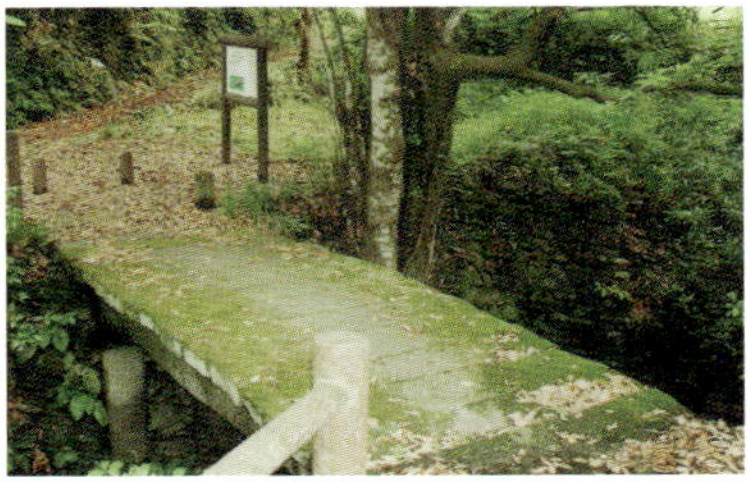
大分5　清流と石橋散策のみち／院内町

5 池田湖畔の菜の花ロード／開聞町
6 串木野の歴史をたどる、冠岳のみち／串木野市
7 霧島・中岳山麓の自然探勝のみち／霧島町
8 財部・悠久の森のみち／財部町
9 薩摩の小京都・知覧、鯉の泳ぐみち／知覧町
10 菜の花と潮騒、開聞岳を望むみち／指宿市、開聞町
11 世界遺産・超自然の屋久島探訪のみち／上屋久町

【沖縄県】

1 琉球王朝・首里の昔道をたどるみち／那覇市
2 竹富島・星砂の島、牛車と歩くみち／竹富町
3 世界遺産グスクのふるさとのみち(北中城)／中城村
4 与那原・東御廻い(アガリウマー)歴史のみち／与那原村
5 宮古島・東平安名崎眺望のみち／城辺町
6 本部・備瀬の福木並木みち／本部町
7 久米島・五枝の松から比屋定バンタを探訪のみち／久米島町
8 国頭村・やんばるの森林公園のみち／国頭村
9 てだこのまち、浦添城址を巡るみち／浦添市
10 やんばる名護城址・緋桜のみち／名護市
11 糸満・平和の礎(いしじ)を巡るみち／糸満市

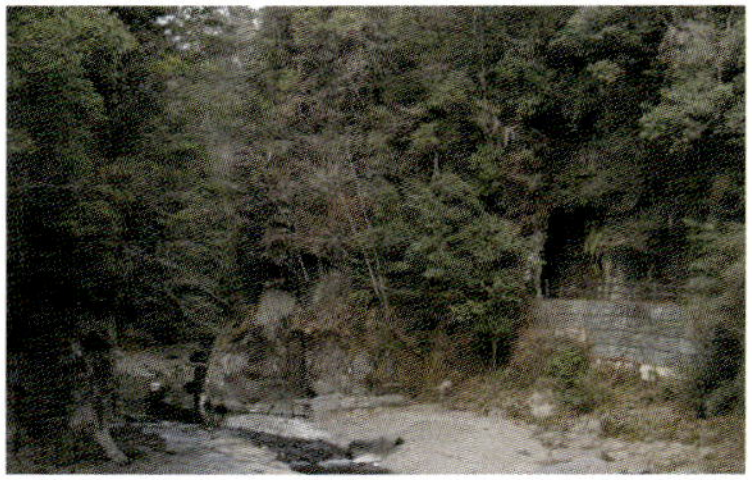
宮崎9　小林の陰陽石・三之宮峡を巡るみち／小林市

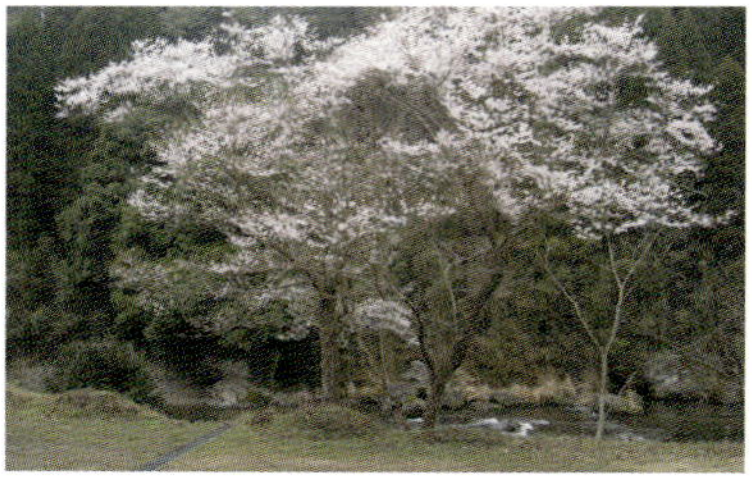
宮崎9　小林の陰陽石・三之宮峡を巡るみち／小林市

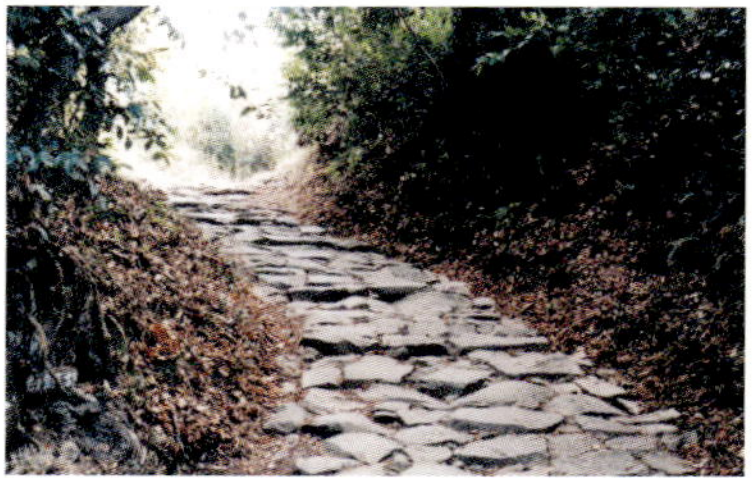
鹿児島2　薩摩街道・白銀坂をたどるみち／鹿児島市、吉田町、始良町

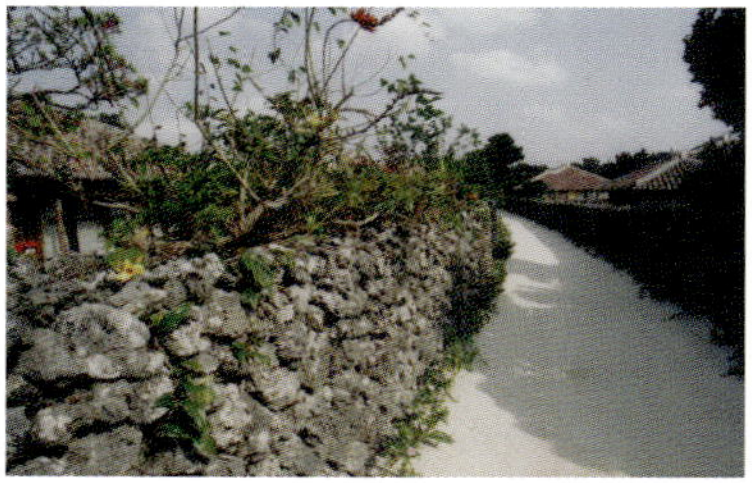
沖縄7　久米島・五枝の松から比屋定バンタを探訪のみち／久米島町

監修者紹介

田中正則　たなかまさのり

1939年秋田生まれ。北海道大学農学部林業科卒業ののち農林水産省へ入り、林野庁帯広営林局白糠営林署長、フィリピン国森林開発庁、科学技術庁普及啓発課長、林野庁計画課長、熊本営林局長、北海道営林局長を経て、現在（社）国土緑化推進機構専務理事を務める。おもな著書に「図説―木のすべて『人間を生かす森』」（大日本図書）、「地位指数の実際」（日本林業調査会）などがある。

編集協力

（社）国土緑化推進機構
（社）日本ウオーキング協会
NPO MORI MORIネットワーク

参考文献

「森林浴はなぜ体にいいか」（宮崎良文著／文藝春秋）
「フィトンチッドってなに？ 植物の知られざる働き」（谷田貝光克著／第一プランニングセンター）
「森と健康　自然がくれる心とからだの癒し」（全国林業改善普及協会編・発行）
「歩くとなぜいいか」（大島清著／新講社）
「新ヘルシーウォーキング」（工藤一彦監修／女子栄養大学出版部）
「からだも心も若返る ウォーキング・レッスン」（宮下充正著／講談社）
「人も歩けば病気も治る」（金子今朝夫著／曜曜社出版）

イラスト／平山郁子
装丁・デザイン／五十嵐直樹
写真提供／社団法人日本ウオーキング協会
　　　　　笠原修一

心と体をリセットする森林浴&ウォーキング

2005年6月30日　第1刷発行

監　修　　田中正則
発行者　　三浦信夫
発行所　　株式会社　素朴社
　　　　　〒150-0002　東京都渋谷区渋谷1-20-24
　　　　　電話：03（3407）9688　FAX：03（3409）1286
　　　　　振替　00150-2-52889
印刷・製本　壮光舎印刷株式会社

ISBN 4-915513-89-0　C2075　価格はカバーに表示してあります。

レシピ絵本

どんぐりの食べ方

ー森の恵みのごちそうー

井上貴文／著
むかいながまさ／絵

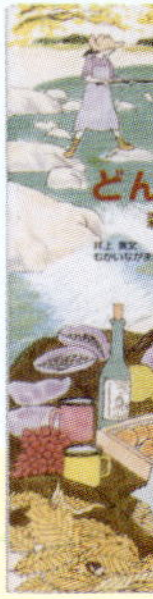

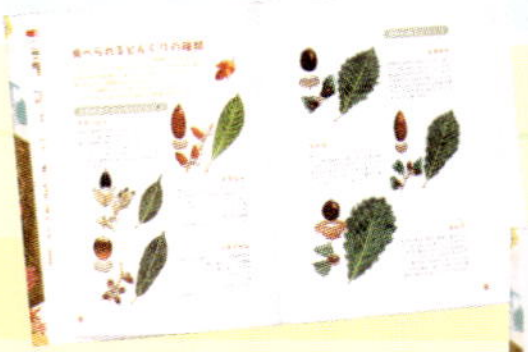

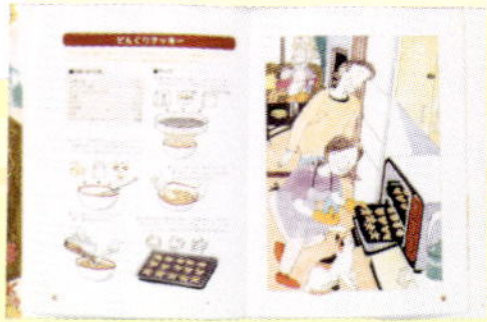

広葉樹の木の実「どんぐり」の食べ方を楽しいイラストで紹介したレシピ絵本。料理への応用やどんぐりクッキー、クレープなどの作り方をわかりやすく解説しています。

B5判変型、32ページ、オールカラー
定価：1,365円（税込）

透明水彩で描く武蔵野の四季

スケッチお手本帖

大須賀一雄／著

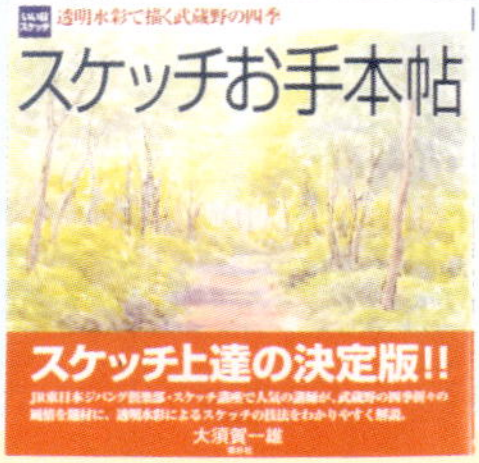

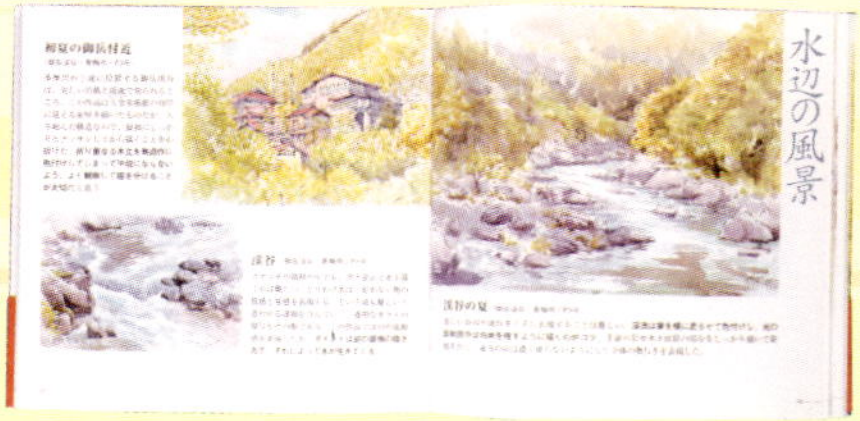

JR東日本ジパング倶楽部・スケッチ講座の人気講師が武蔵野の四季折々の風情を題材に、透明水彩によるスケッチ技法を解説。スケッチ上達の決定版です。

B5判変型、96ページ、オールカラー
定価：1,680円（税込）